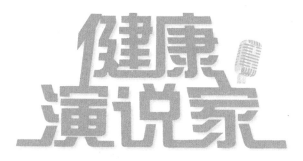

健康演说家

上海市卫生和计划生育委员会

上海教育电视台

组编

U0251015

上海科学技术出版社

不必独自忧伤和苦闷，

献给你百分之百的努力与赤诚，

正因你我风雨同舟，

与命运抗衡，

才让你康复痊愈，

重返美好、精彩的人生。

拿什么报答你？我最亲爱的患者！

在传言面前，

别让耳目被迷信蒙困，

献给你最准确的知识与例证，

正因你我携手同行，

为求知远征，

才让大家健康快乐，

共享生命的丰盛！

拿什么报答你？我最亲爱的患者！

拿什么报答你？我最亲爱的患者！

在病痛面前，

你是那么勇敢而坚韧，

给予我百分之百的理解和信任，

正是跟你并肩战斗，

与病魔抗争，

才让我褪去青涩，

成为一名自信、从容的医生。

拿什么报答你？我最亲爱的患者！

在困难面前，

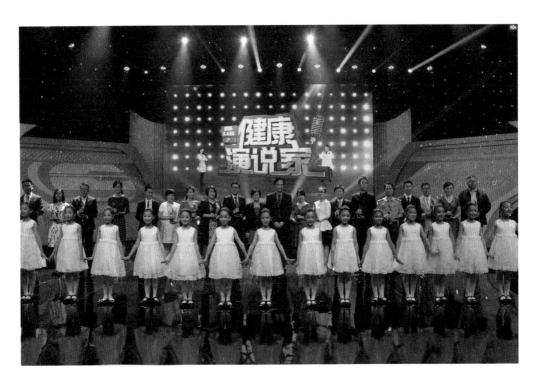

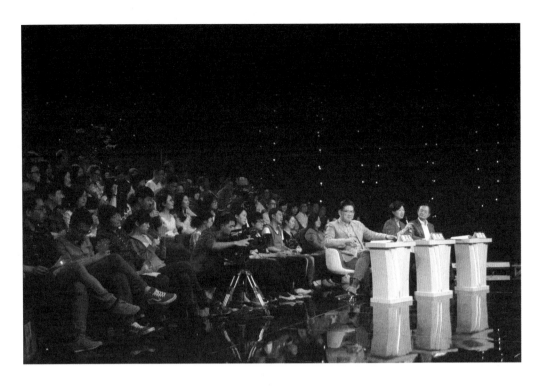

董关鹏
中国公共关系协会副会长
中国传媒大学媒介与公共事务研究院院长

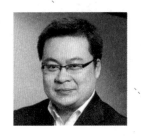

序

　　手写病历，口说术语，面戴口罩，不苟言笑，这大概就是公众对医生的普遍印象。医生不仅要关注医疗技术的提高，更应加强与公众的沟通，弥合医患之间日益扩大的信息鸿沟，有利于公众健康素养的提高，有利于患者建立合理的就医预期，从长远来看有利于构建和谐的医患关系。

　　我国城乡居民的健康素养总体处于较低水平。国家卫生和计划生育委员会于 2014 年底发布的《中国居民健康素养监测报告》显示，2013 年我国城乡居民健康素养水平为 9.48%，意味着我国成年人仅十分之一具备基本的健康素养。与此同时，我国公众缺乏合理的就医预期，"我花了这么多钱，找了最好的医院和最有名的医生，用了最先进的设备，为什么治不好我的病？"这是全国知名三甲医院每天都在面对的问题，患者却不理解"医生能治病，但不能包治百病"这个简单的道理。

　　互联网为公众提供了海量的健康信息，但质量良莠不齐，充斥着大量商业广告和虚假宣传。公众对健康的巨大需求给张悟本等"伪名医"提供了绝佳的温床，"张悟本"们甚至没有行医资格，却凭三寸不烂之舌独步江湖，一个个"语不惊人死不休"，在电视、报刊和互联网上频频亮相，误导了不少公众。

　　由上海市卫生和计划生育委员会与上海教育电视台等联袂打造的《健康演说家》是全国首档医学电视演讲节目，19 位来自上海各医疗机构平均年龄 34 岁的青年医生将一扫人们对医生不苟言笑、不善言辞的刻板印象，用老百姓听得懂、学得会、记得住的语言，传播权威健康知识，演绎医学人生情怀，讲述感人医患故事。《健康演说家》的内容涉及家庭医生、无偿献血、睡眠质量、蛀牙、垃圾食品、椎间盘突出、整形医疗等广泛话题，选题专业、内容亲民、实用时尚。《健康演说家》的成功将产生强烈的示范效应，为在全国医务工作者中传播"人人参与科普，人人会讲科普"的理念开创新的征途。

《健康演说家》是以全媒体为传播方式全新打造的新型节目，由上海市卫生和计划生育委员会、共青团上海市委员会、上海教育电视台、上海市医药卫生青年联合会共同主办，由上海市健康教育所提供专业支持，腾讯大申网进行独家网络战略合作，并由《新闻晨报》昕健康传媒和"青春上海"微信平台提供新媒体支持。主办单位的权威性和全媒体平台决定了《健康演说家》不同于以往的电视节目形式，它的"互联网基因"十分明显——不是"一个人的演讲"，而是"演讲+互动"；不是从医学专家的角度设置议题，而是面向公众公开征集话题；播出效果评价不是进行简单的收视率调查，而是通过上海发布、腾讯大申网、健康上海12320、青春上海、昕健康融媒体微博和微信等新媒体平台大力推送，并将在上海教育电视台的公众微信平台上开设微信投票，产生观众中最具人气的"健康演说家"。

上海市卫生和计划生育委员会在破解当下医患关系难题的努力中不畏惧困难，敢为天下先，不断尝试通过文化和媒体的力量传播权威医学信息，构建和谐医患关系。2012年，以上海的医院为原型、真实再现医患关系的电视剧《心术》一经播出就引起热议，2014年，全国首档反映医生工作的大型真人秀节目《急诊室故事》在东方卫视播出，节目直击中国医疗工作现状，还原真实医患关系，赞颂生命尊严，传递正能量。

今天，我们欣喜地看到，上海再次开创先河，广泛发动上海医学界的青年医学工作者，积极主动投身于健康科普传播，用全媒体平台，以全新的理念，传播医学健康知识，提升全民健康素养。点点滴滴的真诚沟通，终将汇聚成惊人的力量。

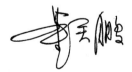

贾伟平

上海交通大学附属第六人民医院院长

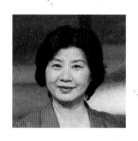

▶▷ **不忘初心 方得始终**

上电视，对我来说，并不陌生，为《健康演说家》做点评专家却是第一次。作为一名健康科普的资深推广者，看到现在的年轻医生有如此炫丽的舞台展示自己的健康科普风采，我深深地为他们感到骄傲。

19位演讲者各具特色，来自我们医疗系统的各个领域。有每天迎接新生命的助产士，有急诊室的神经内科医生，有社区居民家门口的家庭医生，还有影像科医生。他们都带着自己的观点，情绪饱满地站在舞台上，或风趣，或亲切，把一个个专业的医学知识用浅显易懂的语言配合着演示软件与观众们分享着，还机智幽默地与我们三位点评专家进行交流互动。

我想夸夸三位健康演说家。

《蛀牙那点事》的演讲者柯国峰是位90后青年，俊秀的外表，阳光的性格，感染了现场的每一个人。作为一名医生，性格开朗阳光是患者的福祉。因为，医生很多时候不仅要治愈疾病，更要能开导宽慰患者，一个爱笑的医生带给患者的一定是温暖和信心。

上海交通大学医学院附属瑞金医院的乐飞医生带来的话题是《"肠"治久安》，演讲可谓洋洋洒洒，抑扬顿挫，互动时我问了他好几个不是那么容易回答的问题，他都从容应对，巧妙回答。可以看出他虽然年纪很轻，但是知识储备相当丰富，而且善于学习，懂得聆听。博览群书，勤于思考，是每一位年轻医生都应该具备的特质。在他身上，我看到了这种特质。

还有我们医院的骨科医生彭晓春，一个坚韧的越野马拉松跑者。我忍不住给了他三个赞。因为大家都知道医生的工作非常辛苦，需要强健的体魄来支撑。彭晓春现身说教，他通过跑步从胖仔变身帅哥；通过跑步更好地研究自己的专业骨伤科；通过跑步为繁重的医务工作做体力上的储备。我感受到他内心强大的力量，我们应该更多一些这样的医生。

健康科普关乎民生，意义重大，影响深远，需一以贯之，广而告之！

作为上海市政府和上海健康教育所的首席科普专家，我坚持在每年的"糖尿病日"做演讲已经十几年了。为了做科普，在我院新大楼"寸土寸金"的门诊区域，我们专门将15楼辟作"健康大讲坛"，精心组织各个学科的专家根据社区群众的需求，天天开讲——从2009年2月开始，健康讲座与义务咨询就没有停过，除此之外，还不定期地举办周末大型免费医疗咨询活动。渐渐地，患者、家属乃至周围社区居民，甚至上海其他区县的居民，都知道这里有一个雷打不动的医学科普知识宣教平台。

作为一名内科医生，我每天都要面对许许多多的患者，如何让每一名接诊对象在最短的时间内能听懂你的话，将复杂的医学知识叙述得简单易懂，激发患者主动参与治疗，给他一个快乐的医疗过程，这是我一直在思考和探索的一个课题。

我常说，患者是健康的持有者，医生是健康的守护者。双方本来应该是一对好伙伴，是为"生命梦"共同努力的统一体，在这里，沟通和信任非常重要，而沟通的一个很重要的方面，除了有关爱还要有技巧。

"管住嘴，迈开腿""大肚子细腿，当心糖尿病""晚上少吃一口油""每天走路30分钟"，这些顺口溜都是我几十年来做科普时总结出来的治病法宝。朗朗上口，简单易记。为了始终做到医学科普化，我最近牵头的国家"973计划"《2型糖尿病病理生理变化的分子机理研究》项目，也出科普书，画漫画插图，做微视频，力求最大的民众接受度。

此次上海市卫生和计划生育委员会与上海教育电视台举办的《健康演说家》节目，它最大的意义不仅在于通过电视这个时尚的载体进行健康科普来让民众受益，它还给当今每一位年轻医生一个启示，做一名好的医生不仅要有高超的医技、有仁心，更要学会沟通、善于表达。充满爱和智慧的语言沟通有时比药更灵！

请记得，医药是有时而穷的，唯有不竭的爱能照亮一个受苦的灵魂。而有时去治愈，时常去帮助，总是去安慰，这是我们每一位医者光荣的使命。时刻提醒自己为了什么而出发，怀揣梦想，砥砺前行，总有一天能抵达彼岸。

曹可凡
著名主持人

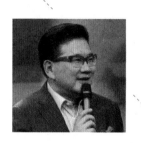

▶▷ 年轻的医者之魂

　　我清楚地记得自己第一次上手术台时，老师将柳叶刀交给了我。我闭着眼准备切开皮肤，脑海里浮现的是自己无数次模拟演练的画面，然而并没有预想中那般顺利，第一刀没有划开，我心急一用力，再一刀下去，切口直往外冒血。最后在老师的指导下，我以锯齿状的切破口，完成了我的"第一次"。这是 20 多年前的事了，可当看到年轻的健康演说家们在舞台上青春飞扬时，往事依然历历在目。

　　在 19 位青年医生的讲述中，第二军医大学附属长海医院苏佳灿医生尤为令人难忘，他为高龄骨折老人撑起一片蓝天，为提高高龄病患的生活质量，勇于担当、敢于突破。而他一片赤诚之心的原点来自于患同样疾病过世的祖母，为了不让更多的人承受失去亲人的苦痛。两位"家庭医生"张世娜和陆萍温情、平实、真诚的讲述，也让人体会到社区医生为普通市民把好健康第一关的使命感。老吾老以及人之老，年轻医者的这份仁心，令我也忆起了自己的初心。

　　那是在我已经能不慌不忙地站在手术台，不紧不慢地开腹动刀之后，可能是自恃已经看过了很多患者，可能是觉得阑尾炎切除手术流于普通，然而当我开腹之后，却怎么也找不到盲肠、阑尾，那一瞬间，冷汗直冒。慌张之下赶紧把老师请来，才发现患者是个"镜面人"，心脏、胃、肝、脾等内脏的位置和普通人恰恰相反。术后老师只问了我一句话："你有认真给他查过体格吗？"是的，如果术前我能花时间仔细检查，肯定能在上手术台之前就发现这个体征特点。我羞愧难当又后怕不已，老师接下来的一句话又刺中了我："患者是将自己托付给了你，要记得你手里拿捏的是一条生命！"

你将生命交给了我，面对托付我不敢有一丝一毫的懈怠。这就是让每一位医生，每时每刻都兢兢业业、如履薄冰的原因所在。因为一个疏忽，一个大意，后果都将是以生命为代价。我的恩师，上海交通大学医学院附属瑞金医院消化内科的创始人唐振铎教授，他的医学素养、医技储备浩瀚如海，他可以持续 4 小时为我们讲解腹痛与发热，各种类型、症状特点条分缕析、丝丝入扣。一部部砖块厚的医学百科全书他倒背如流，遇到特殊病情，他随口就可指点我们查阅哪部典籍中第几页的内容，犹如"医神"。唐教授也喜欢培养学生主动思考的习惯，在 CT、B 超等影像学检查还没有普及的年代，遇上疑难杂症，他会让我们先来列举可能的病种，而我从一位 17 岁男孩身上的蛛丝马迹判断出他可能罹患胰腺癌，之后病情也得到了证实。

在这些医学大家的指引下，我逐渐养成了严谨细致、善于探究的习惯，也越发感受到，成为一名医者，不仅要有仁心，也需要仁术。而仁术的取得，无他，需积累与反思。而欣喜的是，昔日在我的老师、前辈们身上所看到的，在健康演说家这个舞台，我也窥探到了几分。

复旦大学附属华东医院影像医学科的孙奕波医生，把令人纠结的"肺小结节"，如何判断，如何对待，解释得淋漓尽致、清晰透彻；"90 后"医生柯国峰，将"蛀牙那点事"结合他的从医经历，演绎得绘声绘色，上海中医药大学附属岳阳中西医结合医院的侯霄雷医生，把"便便"这个看似难登大雅之堂的话题，讲得深入浅出、幽默风趣。这些年轻的医生，不仅有精湛的医技，还能把复杂艰深的医学知识，融入百姓的日常话题，阐述简洁明了的见解，提供实惠、接地气的解决方案。我想，这就是唐振铎教授等医学巨匠想要传递给我们后辈医生的医者之魂吧。

复旦大学附属中山医院的陈海燕医生，不仅有一双善甄疾病的"慧眼"，更有一双擅绘丹青的妙手。她将肺动脉栓塞的高危因素入画，亲手创造了"连环秒杀案"的漫画系列，辅以绘声绘色、活灵活现的探案故事，令人耳目一新，也给了我很大的启发。在大医院每天人头攒动，百姓看病难、医生看病累的当下，信息之间的不对等是造成医患关系紧张的重要原因之一。如何更好地进行医患之间的沟通，如何更有效地传递医学信息，这也是我，一名曾经的医者、如今的媒体人，颇为关心的症结所在。我曾经的前辈、老师们，通英文、善书法、懂乐器，有着极高的人文底蕴与普世情怀，他们善交流，长合作，受到患者的信任与爱戴。也许，医者提高综合的素养，而社会和媒体又应该多提供像《健康演说家》这样的展示平台，就能让医患之间的沟通更为和谐与畅通。

胡展奋
资深媒体人

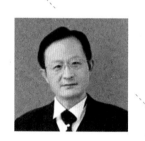

▶▷ 手中这 20 分

上海市卫生和计划生育委员会与上海教育电视台在全国率先推出的医学电视演讲节目《健康演说家》请我担任评委，我没多想就应承了，原因之一是曾经和医学科普有缘：1986—1994年我在医学科普杂志《康复》任职8年。二是好奇，听说参与演讲的是从上海市医界遴选而出的19名青年医生，代表上海医学界的未来和希望。他们平均年龄34.4岁；既有上海十大杰出青年，又有90后住院医师；他们有专业、有激情、有个性、有态度，更具科学精神，有型更有腔调。我很想借此机会比较一下两代科普人。毕竟当年曾在《康复》杂志结识了许多著名的科普作家，杨秉辉、周小寒、汪宗俊、姚德鸿、姚克裘……编稿的过程既是学习的过程，也是交友的过程，后来甚至有了很深的交情。

事先我被告知，演讲竞赛分场进行，每场3人，每位评委拥有20分的裁决权，但只能颁予一人。于是在等待科普新秀们上场的时候，我有点忐忑，写作界的共识是，善写者一般不善讲，而善讲者一般不善写。这些科普作家即便能讲，大抵也"床底下放鹞子，大告（高）不妙"吧。演讲是一门难度很高的表达艺术，我该怎么打分呢？

结果第一场就使我很纠结，3位演讲者演讲水平之高，使我颇感意外。第一位武晓宇，演讲题目"那些年我们一起追过的垃圾食品"；第二位张世娜，题目"你要不要签约家庭医生？"；第三位徐罡，题目："男人的魅力——雄性激素"。他们共同的特点是，语言风趣轻松，逻辑简洁严谨，说理透辟隽永，但是各自主题不同。从公益角度，我欣赏张世娜；从男人角度，我欣赏徐罡；从营养角度，我欣赏武晓宇。如果说张世娜让我们活得更高尚，武晓宇能让我们活得更长寿的话，徐罡则让我们活得更男人。最后当我举牌投向武晓宇时，歉疚的眼睛却看着徐罡……

第二场。复旦大学附属中山医院牙医柯国锋，人酷表述更酷，其舞台风格，不光是什么"睿智、冷噱、生猛"，而是一个天生表演科普小品的达人，原本严肃刻板的"预防龋牙原理"经过他的戏剧性解读，几乎人人都想尽快做"牙保健"而防患于未然，很想把20分给他，但是"家门口的医生"——陆萍怎么办？！作为一名被偏见、成见、陋见包围的全科医生，她献出青春，投身浦东金杨社区，整天与里弄里那些脑卒中后遗症、糖尿病并发症等慢性病患者为伴，整天不厌其烦地为医学知识趋零的居民从零开始传播科普常识，把大量的、没必要蜂拥"骚扰"三级医院的患者，卓有成效地收治在社区医院。试想如果全国的全科医生都能像她这样"做一个问心无愧的医生"，那医患矛盾将会消弭多少呢？

在我把手中的20分投给陆萍时，真希望再给我20分的额度，因为同场的"掀起睡眠的盖头来"难道不精彩吗？上海市精神卫生中心的精神科乔颖，才三十来岁，已能非常老道地把人类特有的顽症——失眠之前世今生，解释得清清楚楚。她擅长女性相关心身疾病的诊疗，但在舞台，在她果断而简练的叙述下，被无数人视为梦魇的失眠其实是有"盖头"的，掀起"盖头"，所有的神秘也就昭然若揭。

19名青年医生，我在不断地点评他们时，看似淡定，其实背心不断地出汗。论演讲的技艺，我在34岁时，有他们这么潇洒自如、口吐莲花吗？我们34岁时，有他们这么视通万里，辞极八荒吗？上一代的科普作家们，虽然睿智而博学，但毕竟还在用笔写稿。在我的作者群里，最勤奋的是复旦大学药学院的汪宗俊教授，他常常可以一个通宵写出3篇稿子。但是论传播的速度和广泛性、生动性与有效性，当年的他能否想到，总有一天医学科普会以真人版的形式，面向几百万甚至几千万人激情飞扬地纵谈药物滥用、人口老龄化、环境污染、PM 2.5的肆虐，以及快节奏生活带来的社会心理问题吗？

我对每位演讲者都想投上20分！

事实上，因为我们无法和上帝通电话，"医学科普"才"太必须"了。必须让人们知道医学的无奈、医学的局限，并非所有的病，医生都能看好。也必须让人们知道，将有越来越多的顽症终将会被攻克。

杨秉辉
复旦大学医学院内科学教授
复旦大学附属中山医院原院长

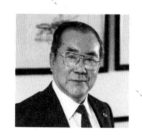

▶▷ 乐见《健康演说家》的播出

　　"健康"一词近年来受到我国民众的广泛关注，这充分体现了我国经济发展、社会安定带来的民众物质文化生活水平的提高。因为只有在衣食无忧之后，人们才有可能考虑健康的问题，也只有在文化水准、科学素养提高后，人们才会有意识关注健康的话题。

　　"健康"，世界卫生组织给出的定义是："身体的、精神的和社会生活的良好的状态，而非无病和虚弱"，实在是十分准确的。问题是健康从何而来？健康不是天上掉下来的馅饼，健康是需要人们自己去争取的。世界卫生组织指出，人的健康与长寿60%是与人们自己的生活方式相关。科学的生活方式才能带给人们健康，而人的生活方式诸如：衣食住行、行为嗜好之是否科学，则需要人们通过学习方能知之。帮助人们学习这些知识的过程称为"健康教育"。对掌握这些科学知识的人员来说，则是"科学普及"。

　　随着疾病谱的转变，如今严重威胁人们健康的是大量的慢性病，诸如心脑血管病、糖尿病、癌症、慢性呼吸道疾病，这些病难治，关键在预防。而要预防这些疾病很重要的是人们需要有一个健康的生活方式，这就需要健康教育。随着人口结构老龄化带来的大量退行性疾病，如老年性白内障、骨质疏松、肺气肿、前列腺增生、更年期综合征等等，这些病亦非一纸处方便能治愈，需要的往往是持续终身的医学照顾。照顾患者固属医生的天职，但是告诉患者如何自己照顾自己，医生也责无旁贷。

虽然健康教育、科学普及是一项社会的系统工程，社会各界皆应关注，但从技术层面上讲，医务人员更是义不容辞。这些年来，由于民众有健康知识的需求，也催生了许多传统媒体、新媒体上的健康类节目，虽说基本上是好的，但也难免鱼龙混杂、泥沙俱下。究其所以，实在是医务界同仁参与不够所致。医务界同仁少参与，使得一些伪专家、网络写手大行其道，以致一些"吃绿豆就能把病吃回去""牛奶不是给人喝的""吃山芋包你不生癌"之类充斥于耳，混淆视听，让民众莫衷一是。

欣闻有《健康演说家》节目在上海教育电视台播出。"演说家"且都是上海市各级医疗卫生机构中的年轻医务工作者。他们在繁忙的工作、学习之余，准备了讲稿，精心排练，又经过层层选拔，终于脱颖而出，能在有限的时间内把难深的医学知识讲清楚实属不易。而节目主办方又在节目播出时安排了医学专家、著名节目主持人、资深媒体人与讲者互动，则必定使节目之内容与形式皆得以丰富，实在是一档令人翘首以待的节目。

医圣希波克拉底说过："药物和语言都是医生治病的工具"。许多业内同仁将其中的"语言"两字只理解为安慰患者的话，我则以为向患者解释疾病的来龙去脉（医学科普），介绍预防保健之法（健康教育）的"语言"亦应包括其中。不是有许多患者说："听了医生的一番解释，我的病已经好了一半"了吗！

上海市卫生和计划生育委员会等活动主办方希望以此为契机，在全市医务工作者中倡导"人人参与科普，人人会讲科普"理念，我觉得这是一件十分重要的事。医务人员都积极参与健康科普的工作了，民众的健康素养必定会更进一步地提高，必定会更健康、更幸福。

王 彤
上海市卫生和计划生育委员会宣传处处长
中国医师协会人文医学专业委员会副主任委员

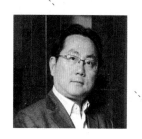

▶▷ 年轻的战场

这里是年轻的战场。

没有战火，没有硝烟。19 名年轻的白衣战士怀揣梦想、肩担责任，勇敢地和疾病、垃圾食品、不良生活方式乃至种种健康谣言作艰苦斗争。

我关注战斗的结果，因为它事关人类每一个成员的长寿和康宁。但我更难忘战斗的历程，因为它充满医学的光芒、科技的智慧和人文的关怀，充满青春的风采和年轻的骄傲！

战士的武器，不是枪炮，也不是手术刀、注射器，而是睿智的头脑、渊博的知识和关切众生的仁爱之心，通过高清摄像机，通过无线耳麦，传递给万千民众。

战斗的地方，不是战场却胜似战场。那些被病魔摧残的生命数量，绝不会亚于战争。改变人的不良生活方式和习惯更是世界上最困难的事情之一，反复拉锯、"论持久战"的程度早已超过战争。这是改变人类未来命运的另一场战争。

战士的"弹药"，源源不断，囊括内、外、妇、儿，横跨中医、西医，再加药理学、营养学、运动学知识。但凡与人身体、心理相关的内容，应有尽有。

战略和战术，也丰富多彩、层出不穷。有正面宣讲家庭医生服务重要和健康管理意义的，有迂回包抄攻击胡乱进补误区的，有全面围剿"那些年我们一起追过的垃圾食品"，有重点进攻"你所不知道的

年轻的战场

16

整形秘密"；有层层推理的惊奇"连环秒杀案"，有连讲带练功的中医正骨秘诀；有在青藏高原上实施高难度骨科手术的成功案例，有在医学影像下解开肺部小结节"心结"的侦察奇兵。战略战术，各显神通，但原理全出自医学科学，目标皆指向战胜疾病。

他们不愧是真正的勇士，敢于直面不健康的人生，敢于直面血淋淋的病体。他们用激情、用理性、用爱心，用他们拿惯手术刀、听诊器的手，摘下口罩、拿起话筒，大声告诉你有关健康的种种真知灼见。

虽然上海市民的主要健康指标已连续 11 年居世界发达国家水平，但疾病谱的改变、老龄化的加剧、PM 2.5 的肆虐、社会心理问题的挑战……使这群年轻的白衣战士，以及他们更多的战友不敢懈怠。于是这一全国首档医学电视演讲节目《健康演说家》便应运而生，告诉你最原创、最权威、最实用、最有趣的健康知识，使你领略一个个年轻医生的"颜值＋言值"，帮你粉碎一个个曾充斥于微博、微信、网络世界的健康谣言。让你知道，好医生不仅会看病，还会做科普！

向年轻的白衣战士致敬！为你喝彩，为你骄傲、为你鼓掌！让我们期待青年演说家的出现，迎接胜利的曙光！

目 / 录

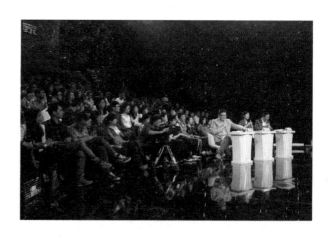

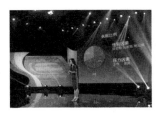 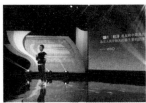 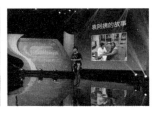

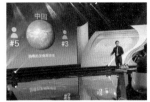 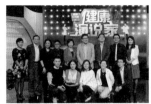 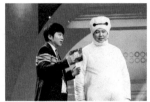

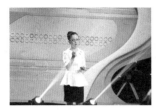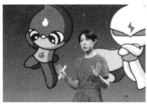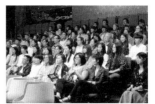

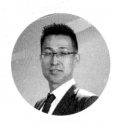

>>> **武晓宇** 上海市卫生和计划生育委员会健康促进处公务员。

"每天改变一点点，你就是自己最好的医生。"传播和推广健康的生活方式是他的职责。他曾经也是一名"吃货"，直到几年前的一次体检，他惊讶地发现自己的血脂和血压已亮起了红灯。于是三年前开始，只要是在食堂吃饭，他都会带一杯热水，把过油和太咸的菜漂洗一下。到如今，他的血脂和血压不仅回归了正常，而且还养成了清淡饮食的习惯。他常常现身说法告诫身边的人，"你的生活习惯决定了你的健康状况和生命质量。"

那些年我们一起追过的垃圾食品 ◁◀

像普天下所有的吃货一样，我曾幸福地认为吃货的世界是五彩斑斓的，这些年，无知者无畏的我迷恋和追逐过各种各样的美食，这其中就不乏一些不那么健康的垃圾食品。然而，口无禁忌也给我带来了诸多困扰，从小到大，我的体重一直处于超标状态，而且从二十几岁开始，我的血压和血脂指标也亮起了红灯。面对自己糟糕的体检报告，我开始变得不那么淡定了，我不禁发出这样的疑问：垃圾食品和我恶化的健康状况有关系吗？

大家可能会问，什么是垃圾食品？要弄清楚这个问题，我想有必要从营养学的角度先来看一下，食物对人体到底有什么用？

▫ 首先，食物可以为身体提供能量。但如果我们吃得多，动得少，多余的热量就会在体内堆积，导致超重或肥胖。

▫ 其次，食物可以提供营养素。人体生命必需的基础营养素归纳起来共有 7 大类。我们每天的膳食缺少了任何一种基础营养素，身体都会营养不良。

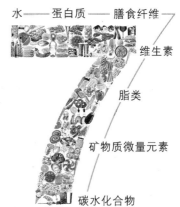

水 —— 蛋白质 —— 膳食纤维
维生素
脂类
矿物质微量元素
碳水化合物

明白了食物的两个作用，下面我就来盘点几种常见的垃圾食品，之所以称其为垃圾，是因为这些食物提供的热量太多，而营养素却太少。

以薯条和炸鸡为代表的洋快餐近年来在

中国大行其道，其实土豆和鸡肉本身是十分健康和营养的食材，但问题出在了高温油炸的烹调方法上。经过高温油炸，土豆中富含的维生素、纤维素和优质淀粉被严重破坏，鸡肉中的蛋白质炸焦变质，营养价值大打折扣。同时油炸食品还会吸附大量油脂，快餐店一小份薯条的油脂含量达到惊人的 19 克。我不禁感慨，哥吃的不是薯条，哥是在喝油啊。

　　长期过量摄入油脂，会推高人体的血脂和血压，血管中的脂肪会不断堆积，形成斑块，最终阻塞血管，形成血栓，引发一系列的心血管疾病。另外，千滚百沸的油中还含有大量致癌物质丙烯酰胺。

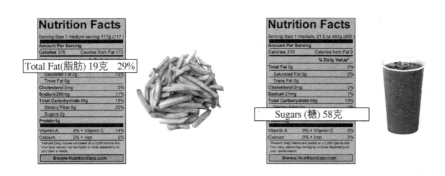

　　几乎每个快餐店都会郑重承诺，每一口都安心，可你觉得安心吗？

　　以可乐为代表的含糖碳酸类饮料是小朋友们的最爱，可是你知道吗？一个中杯可乐的含糖量却达到了惊人的 58 克，一杯可乐下肚，会迅速拉高人体血糖水平。这无异于在体内启动了一场冰桶挑战，给肾脏和胰腺造成巨大负担，导致脂肪代谢出现紊乱，长此以往，就会诱发肥胖和糖尿病等一系列慢性病。另外，糖的代谢还会消耗体内多种宝贵的维生素和矿物质，饮料中的磷酸、碳酸会带走体内大量的钙，造成牙齿腐蚀和骨质疏松。

　　家长朋友们，我们的孩子，一边吃着钙片，一边喝着可乐，何苦如此这般啊！

　　方便面相信大家都吃过，但是 1 袋泡面的脂肪含量和含盐量想必瞬间惊呆了很多小伙伴。盐中的钠离子虽然是人体必需的基础营养素，但人体正常运转 1 天只需要 2.4 克盐，超量摄入食盐，不仅会给肾脏带来负担，还会导致高血压。调查发现，我国北方人口味偏咸，高血压的发病率就明显高于南方人群。而生活在北

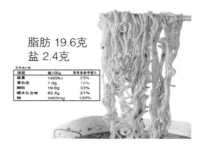

脂肪 19.6克
盐 2.4克

极圈的爱斯基摩人，在烹调过程中几乎不添加任何食盐，每天食盐的摄入量低于 5 克，他们几乎没人患高血压。

其实真正雷人的是方便面的配料表，你们仔细去看，会发现上面列出了十几种令人生畏的化学物质名称，这些添加剂、防腐剂、调味剂、色素、香精，与营养素没有半毛钱关系，只会增加肝脏代谢负担，很多物质难以分解，会长期滞留在体内。

朋友们，这种化学工程师做出来的面，你敢吃吗？

下面说的这些垃圾食品可能要让所有热衷甜食的女士们失望了，但还是要提醒大家，请尽量少吃市面上的西式糕点和奶油甜品，因为它们几乎都含反式脂肪酸。通俗地讲，反式脂肪酸是一种人造脂肪，是对植物油进行氢化产生的油脂。反式脂肪酸是食品厂的不二选择，因为它制造成本低廉，保质时间长，可以提升食品的口感、色泽和口味。但反式脂肪酸的最大危害是它会拉高人体中坏胆固醇的含量，同时降低好胆固醇的含量，使人们患心脏病、中风和糖尿病的风险大大增加。其邪恶指数甚至超过了猪油、牛油等动物类饱和脂肪。

垃圾食品的种类虽然很多，但我们总结发现它们无一例外都使用了同一个邪恶的配方：高油、高糖、高盐、高热量，同时富含大量人体不能消化吸收的食品添加剂，而且很多采用了足以致癌的烹调和料理技法。

另外，你是否了解，垃圾食品具有成瘾性。研究人员发现，小白鼠在进食垃圾食品后，不仅身体变胖，而且对这些食物产生了强烈的渴求和依赖，即使不断用电击的方式惩罚小白鼠，它们依然不停吞咽。当垃圾食品被替换为健康食物后，小白鼠竟然绝食长达两周。科学家们指出人体对于垃圾食品具有类似的成瘾性，这是因为在人的大脑中存在一个感知兴奋与快乐的神经环路系统，叫作大脑欣快中枢。

当我们在进食垃圾食品后，欣快中枢就会快速分泌一种化学物质叫作多巴胺，可以在短时间内令我们产生高度亢奋的情绪。不过这种快乐和兴奋感往往转瞬即逝，于是我们需要进食更多的垃圾食品，来刺激大脑分泌多巴胺。这种循环往复的刺激，最终使我们的大脑欣快中枢出现紊乱，在心理上表现出对垃圾食品欲罢不能的渴望。

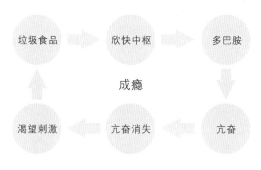

关于垃圾食品的危害，我今天讲了很多。我恳请各位仔细思考这样一个问题：吃不吃垃圾食品难道仅仅是我们的个人自由吗？

我承认，你我皆凡人，人的本性存在着对高油、高糖、高热量食物的偏好，这是人类几十万年演变进化留下的烙印。也无怪乎某快餐连锁巨头就曾经打出过这样一句霸气而任性的广告词："我就爱吃"。然而一语成谶，我国已经成为世界上炸鸡店数量最多的国家。我们的生活中充斥着无处不在的垃圾食品和广告营销；我们的下一代正在变得越来越肥胖；我们的国民每 5 个人中就有一位是确诊的慢性病患者；我们国家的医疗开支近年来扶摇直上，我们的医生、医院和医保系统正在变得不堪重负。

我们每个人的确有选择吃什么和不吃什么的自由，但是不节制饮食的后果确是由你自己、你的家人和整个社会来共同承担的。所以，今天，在这里，我要向各位大声疾呼，珍爱健康，远离垃圾食品，不要让自己和家人成为下一个受害者！

参赛感想

青春，人文，纯科普，一个都不能少

2015 年 5 月 9 日，怀着忐忑的心情，我看完了《健康演说家》第一期节目。一方面是因为我在这期节目中以演说家的身份第一个登场亮相，这是我生平第一次在电视荧屏上看到自己的形象。传说摄像机会把人拉宽变胖，后来证实这只是一个谣传，至少这事儿在我身上没有发生。另一方面，从 3 月份栏目策划会开始，栏目的主创人员就不断用他们泉涌般的创意，冲击着我此前对于医学健康科普类节目的"三观"。直觉告诉我，这不是一个平庸的节目。然而标新立异并非没有风险，电视机前的观众是否买账，我没有百分之百的把握。但无论如何，这档栏目具有 3 个十分鲜明的特点。

◎ 致青春

说起健康科普类节目，很多人立刻会在脑海中浮现出一位德高望重、道骨仙风、正襟危坐的老先生，慢条斯理地对各种疑难杂症答疑解惑。如果你是这么想的，那你就"out"啦。这次登上《健康演说家》讲坛的医务人员，一律青春靓丽、俊男美女，平均年龄不到 35 岁。如果你认为栏目是在走青春偶像路线，靠刷颜值搏收视率，那么你又错了。谁说美丽与智慧不能共生共存？事实上，所有登台演讲的医生都是各自单位的业务骨干。他们年轻、有思想、充满朝气，不仅学历高，而且专业技能强。因为年轻，他们对很多问题的看法不拘于成见。因为熟悉各类社交媒体，他们更能准确把握社会大众的心理脉动和情绪兴奋点。在节目内部彩排的时候，我有幸先睹为快，聆听了所有演讲者的演讲，不禁惊叹于他们不落俗套的表达方式，清晰缜密的思维方式。更难能可贵的是，他们对于自己演讲内容和形式的质量要求已经达到了近乎苛求的地步，每次彩排过后，很多人都会对自己的演讲稿做进一步修改，有时甚至是推倒重来，从零开始。

◎ 人文范儿

虽然说登台的演说家几乎都具有医学专业背景，但他们并没有在医言医，就事论事。在他们的眼中，人类的健康不仅仅是一个医学问题，小而言之它涉及我们个人的情绪心理、生活方式和环境，大而言之它与经济、社会、公共政策等宏观因素紧密相连。"小问题，大视野"的选题策划，契合了演说家们共有的一种精神特质，那就是饱满的人文主义情怀。无论是演讲环节，还是与专家的观点交锋，他们的举手投足和言谈举止，或含情脉脉，或慷慨激昂，但无不流露出这样一个讯息，那就是：我们是一群有理想、有态度、有情怀、有思想的医务工作者，我们不仅能治病除疾，我们还在用心关注着每个个体的生命质量，怀揣着一个影响和改变身边世界的梦想。

◎ 纯科普

当今世界科技发展日新月异，各类医学和健康信息呈现爆发式增长，有时权威专家之间也会存在完全对立或相左的观点或建议。普通大众面对汹涌的信息洪流，难免会陷入困惑。人们不禁要问，真理和权威的声音到底在哪里？在这个问题上，健康演说家们给了我很大的启发。我的判断是：也许寻找答案的过程，比答案本身更重要。人类对于人体自身的认识，总是处于不断的修正之中，绝对的真理也许并不存在，但只要坚持科学的方法论，秉持循证的原则，我们就会向对的方向更近一步。讲坛上的演说家们，不会遵循任何教条，没有空洞的说教，他们运用科学的数据和事实，缜密的逻辑推理，进行着独立而理性的思考。而且他们能将自己的专业知识化繁为简，如剥丝抽茧一般向公众普及介绍医学和健康常识。健康演说家们的话也许并非句句真理，但其演讲目的之纯粹，论述方法之科学，让我有理由相信，真理只会越辩越明。

这就是我眼中的《健康演说家》：致青春，人文范儿，纯科普，真的一个都不能少！

● **胡展奋**：我觉得人类的生活除了健康生活以外，也需要性情生活。比如说油条，我对此君大有所好，而且奇怪的是很多榜上有名的垃圾食品，正是我们小时候没吃够的东西，所以很多年来我也是矛盾的，可以说内心经常是撕裂的。理性上晓宇是对的，但我们身体常常要做些反抗。你看势必有这样的可能，如果说婚姻是妥协的结果，那生活是不是也是妥协的结果。

● **贾伟平**：您提的这个问题，就是当年我为什么要提出"管住嘴，迈开腿"之关键。要养成一个良好的生活习惯的过程，最难度过的阶段就是从被迫变成自然的习惯。所以你比起我们刚才演讲的这位晓宇来说，他形成的习惯成自然地让他吃也不吃，你呢还要好好地学习、训练。

○ **武晓宇**：胡老师我首先想说的是，今天我做的演讲并不是想恐吓大家，不让大家吃垃圾食品，我想说的是偶尔为之，并不会对你的身体产生不可修复的伤害，偶尔吃一根油条，不是那么大不了的事，但是一旦形成了习惯，天天吃油条或者油炸类食物的话，那生命的最后 20 年，非常有可能就要与慢性病相伴了。

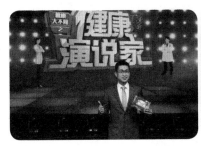 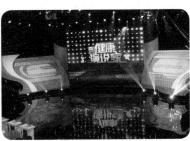

>>> **张世娜** 上海市虹口区广中路街道社区卫生服务中心全科医生。曾被评为 2014 年度"上海市十佳家庭医生"和"上海市青年五四奖"。"大家都说我为人很随和，有亲和力。也正是因为这样我才更适合这份工作。因为家庭医生需要与患者耐心的交流，有时候一句鼓励的话语，一个安慰的眼神，都能大大减轻疾病带给他们的痛苦。我正在努力成为居民家庭的健康朋友。"

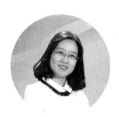

你要不要签约家庭医生 ◁◀

复旦大学附属中山医院全科医学科专家祝墡珠教授在一次家庭医生与居民面对面的交流会上，她曾说过，"根据她的经验，10 000 个患者当中，根据病情需要，只有 1 000 个患者需要到中山、华山这样的大医院去看病，9 000 个患者应该留在社区。"每天清晨，在中山医院门诊大厅内，当她看到排队挂号的患者里三层、外三层，他们看着墙上的 100 多位专家，商量着挂哪个专家号，有的甚至拿着黄牛号……祝教授说，每每看到这样的情景，她都会觉得患者很"可怜"。为什么要说患者可怜呢？

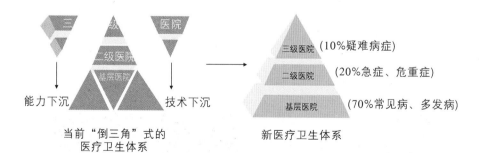

能力下沉　　　　技术下沉

当前"倒三角"式的
医疗卫生体系

三级医院（10%疑难病症）

二级医院（20%急症、危重症）

基层医院（70%常见病、多发病）

新医疗卫生体系

如今，上海社区已经全面开展家庭医生制度，通过近几年家庭医生工作的推进，以及媒体的大力宣传，大家已经对家庭医生有了一些了解。但是，大部分老百姓对家庭医生的这种了解似乎还停留在一种雾里看花、水中望月的程度，还是会皱着眉头问，家庭医生到底是怎么回事？我要不要签约家庭医生呢？

首先我要说，家庭医生不是大家以前错误理解的"上门医生"，他的工作职责包括预防、康复、关注、促进这4个方面。这个说法太官方，我把家庭医生通俗地归纳为以下两点。

◎ 常见病、慢性病，全家健康我帮忙

我有一名签约居民孙阿姨，她是我的"粉丝"之一。孙阿姨的母亲年届七十，患有糖尿病、冠心病、骨质疏松，这些都是二十多年的老毛病了。在与我签约之前，孙阿姨几乎每周都要陪着她的母亲"上战场"！为什么说是"上战场"？因为孙阿姨要带她母亲到大医院去看病，有时候一天还要看三个科，糖尿病一个科、冠心病一个科、骨质疏松又一个科，全天就是在医院上上下下不停地排队挂号、检查、付费、配药……这可不是一场硬仗？一天下来，把老太太折腾得够呛，老太太病没完全看好不说，孙阿姨自己也已经晕头转向、腰酸腿痛了。用孙阿姨的话说就是，"这样看病，没病都要累出病了"。

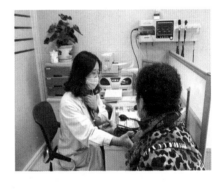

就在孙阿姨一家在为老太太看病痛苦发愁的时候，得知社区有了家庭医生，于是来到我们医院。我向她简单介绍了家庭医生，她一开始抱着怀疑的态度与我签了约。我了解她妈妈的情况后，帮老人完善了药物方案；并约她2周复诊一次，根据情况及时调整用药，同时在生活上也会给她一些建议，比如保持皮肤清洁、注意口腔卫生等；期间如果有什么问题，随时可以和我电话或者短信交流。更重要的是，我们和大医院的专科治疗不同，社区能把综合管理做得更完善。像孙阿姨的母亲，除了血糖，我们还关注她的血压、心脏情况以及骨质疏松的用药情况。所以现在，孙阿姨的母亲不仅血糖降下来了，关节也没那么疼了，更重要的是她的精气神也明显改善了。虽然这期间大医院也去过，但是次数已经明显减少。孙阿姨和我说了句大实话："能在社区解决的问题，我为什么还要跑到大医院去呢，出租费也省了不少呢！"

就是这样，孙阿姨和我一天天的熟悉起来，对我的信任也慢慢加深。在我的帮助下，孙阿姨的妇科问题解决了，她儿子的慢性腹痛消失了，她媳妇生宝宝的疑惑没有了，不知不觉中，我已变成孙阿姨一家的"健康咨询顾问"。前两天，孙阿姨亲口对我说："张医生，我们家里人不论是谁，现在有了什么身体方面的问题，第一个想到的就是你！"。

您看，签约一个"家庭医生"，就是这么方便，这么实惠。

◎ 病情需要我来转，绿色通道为您开

社区医院与三级医院之间的双向转诊到底是怎么回事呢？还是拿孙阿姨为例，孙阿姨母亲在去年上半年的时候，不小心摔了一跤导致骨折，休养期

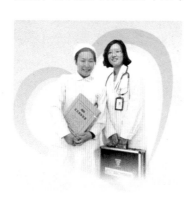

间因为饮食放宽、缺乏活动，血糖骤然升高了，加之肾功能检测出现了异常，我建议她转诊上级医院。于是马上为她联系我们辖区的上级医院和相关专家，孙阿姨非常方便地就看到了专家，住院后接受了全面检查和治疗，改用胰岛素治疗后血糖逐步恢复到正常水平。出院后孙阿姨带着妈妈又重新回到社区，回到我这里，定期随访，直到现在，老太太的血糖一直控制得很稳定。

也就是说，平时看病在社区，如果病情需要，我会为您联系，指导您去定点的上级医院看病。您不用在人山人海中排队挂号，不用纠结看什么门诊、选择哪个专家，这样是不是特别的方便、可靠？

2015年，上海即将推进"1+1+1"的分级诊疗制度，也就是社区居民签约1家社区卫生服务中心、1家区级医院、1家市级医院，签约转诊患者在二三级医院的诊疗费用将有一定比例的减免。在这么好的政策支持下，又有能帮您省钱又省力的家庭医生在身边，您还在犹豫吗？

未来，我希望能有越来越多的人了解家庭医生、信任家庭医生、签约家庭医生，到我们社区来，让家庭医生为您的健康服务。我相信，您一定会有"小医院、大收获"的惊喜发现！

拒绝平庸 "秀" 出自我

《健康演说家》是我职业生涯中的首次电视荧屏 "秀"。在此之前,我从没想过我这样一名平凡的家庭医生能够走进屏幕、走进网络,去展示自己同时传达健康理念。第一次脱下白大衣,穿上美丽粉裙;第一次放下听诊器,戴起麦克风;第一次离开诊疗室,走进录播室……虽然,对于从未接触过电视节目的我来说,这个过程是陌生而痛苦的,但同时又是充满收获和感动的。

从参与节目筹划、彩排和录制,到节目的精彩呈现,这是医学与媒体的一次精彩碰撞,也是医生传播健康知识方式质的改变。

这几天围绕着《健康演说家》的话题无时无刻都占据着我的微信和朋友圈,甚至我的家人、同事、朋友的微信圈。就在昨晚电视播出的时候,很意外,除了朋友,我的几个患者也打电话过来向我道贺。那一刻,我突然觉得我们这个节目录制的目的达到了,我们所有参与节目录制的人辛苦付出都值了,在这样一个宣扬健康的平台加入家庭医生的理念是对的……

这几年,上海市正在大力推进家庭医生制度,在家庭医生工作中做出了许多举措,也取得了一些成绩。但是不能否认的是,在实际的家庭医生工作推行中仍然存在阻力。许多老百姓仍然缺乏对家庭医生的认知和信任,尽管大医院人山人海,但是要马上改变就医习惯确实非常难。我作为年轻家庭医生的代表,主动抓住这个难能可贵的机会,利用媒体平台传递家庭医生的心声和正能量,努力去改变社会对家庭医生的误解和偏见,我相信,这是平凡的我,做了一件不平庸的事。

回想那一天,听了我的一番讲演之后,几位重量级专家给了我很大的鼓励和支持,至今那些场面、那些话语仍然历历在目。胡展奋老师询问了我一些他对家庭医生的不解,从他身上可以看出他愿意了解家庭医生;曹可凡老师讲到在目前新医改的大环境下,家庭医生非常关键,他在很多场合都在为家庭医生呼吁,我听了以后,非常感动;贾伟平院长作为医疗行业的先锋人物,她一开始就对我这样一名社区家庭医生予以肯定,并提出当下如何当好一名医生、一名受患者信赖的医生,值得每一名医务人员认真思考。最后她指出高血压、糖尿病、脑卒中等慢性病必须下沉社区,社区是防控慢性病的关键所在，家庭医生大有作为，甚至提出慢性病在一定程度上也可以说是心因性疾病，这让我有很大的感触，值得我深深地体会和思考。她的话让我想到著名的撒拉纳克湖畔的铭文：有时，去治愈；常常，去帮助；总是，去安慰。这是社会对医生这个职业的要求，是医学人文的精髓所在。

我的职业理想是做老百姓信任的家庭医生。我们每个人的人生之旅都在追求幸福，而人生的巅峰状态是感受职业的价值和成就。这让我想起我在2014年度"十佳家庭医生"评选的时候说过的一段话：在从事家庭医生工作这几年里，我经常会在忙碌而繁复的工作之后静下心来思考我所走过的每一步，在这个过程里，有泪水和欢笑，有痛苦和快乐，但是还是有许多心灵被触动的幸福时刻。"那一刻"是我看到患者几天前还萎靡不振的脸上重现了精神和笑容；那一刻是患者肯定的对我说，"张医生，你用的药和大医院是一样的"；那一刻是转诊的患者稳定后，又回来对我说"张医生，多亏有你！"。每每这一刻，我感谢患者带给我的信任和温暖，让我成长和成熟，更让我体会到这份职业带给我的收获和满足。

这次活动，让我经历了人生的第一场"秀"，来传达家庭医生的正能量。真心感谢上海市卫生和计划生育委员会，感谢上海教育电视台，感谢那些为这个节目付出的所有工作人员。正是你们身上积极的正能量无时无刻地感动着我，你们给我们力量，说我们是美丽的人。但在我的眼里和心里你们才是最美丽的人，是真正的幕后健康倡导者。

我作为一名家庭医生，虽然平凡，但是，拒绝平庸。

互动花絮

- 贾伟平：你认为现在家庭医生签约当中最大的障碍是什么？
- 张世娜：应该是老百姓的信任度和认知度，所以我希望贾院长、曹老师、胡老师您们能在一定场合和一定的时机帮我们家庭医生宣传，你们是我们强大的后盾。

- 曹可凡：我其实在很多的场合一直在呼吁，中国医疗改革中最重要的一件事情就是家庭医生和三级诊疗制度的建立。当然这个非常困难，大众普遍都认为大医院的医疗水平会比较高，医生的业务素质会比较高。这是大众心中存有的疑虑，所以我想知道作为家庭医生，你怎么去消除那样一种偏见或者说是错误的认识？另外，关于三级诊疗制度中的定点转院制度。举例来说，如果我跟你签了约，我是不能随便去贾院长的六院看病的，必须是要你认为我有这个必要转到大医院才能转院，可是你知道这在中国还是比较困难。只有真正地建立并完善了三级转院制度，中国的医患矛盾才能彻底地解决。所以这方面你有什么想法？

○ 张世娜：就像您说的，改变老百姓的认知不是靠我一句话。今天你来签约我，就是因为信任我能帮你解决问题。实际上现在我跟这么多的居民建立的签约服务关系，也是我一点一滴、实实在在的工作慢慢积累起来的。目前政府已经在大力推进和宣传家庭医生制度，逐步改变居民不合理的就医观念。同时大力推进分级诊疗制度，使无序就诊状态向有序就诊模式转变，这种制度是科学的。当然要实现有效的分级诊疗和双向转诊模式，这不是我们一方努力能够实现的，这需要诸多环节的衔接，包括社区卫生服务中心与上级医院建立协作机制等。

● 贾伟平：实际上家庭医生它最大的一个长处，是在于他能更加便利地与百姓沟通。人心是需要温暖的，所以家庭医生与患者沟通的过程，不仅仅是为患者的就医提供了便利，更加重要的是家庭医生本身就是一个很好的治疗方法。因此家庭医生一定是能够成功的，只要我们努努力力、扎扎实实、克服困难，你的优势会得到很大的发挥。

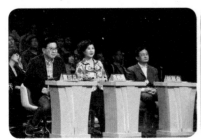
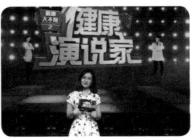

>>> 徐罡 复旦大学附属华山医院泌尿外科副主任医师。

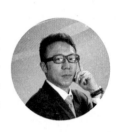

"作为一名外科医生，我最大的特点就是忙。"有多忙呢？大家可能想象不到，最忙的时候他有过一天的门诊连续看诊 150 个患者，也有过连续 72 小时没有回家。"累是真累，但是每次看到患者向我投来信任而又期待的眼神，我所有的累都烟消云散了。"徐罡也是一个爱家的男人。"我有一位美丽的妻子和一个可爱淘气的小宝宝，我忙里偷闲唯一的乐趣就是陪我的家人。他们就是我奋斗的力量源泉。"

男人的魅力——雄性激素 ◁◀

　　说到男性的魅力，一千个人会有一千种评论。有人说是健壮的体魄，有人说是儒雅的气质，还有的人说是优秀的品格。但我认为这些都基于一个前提，就是他必须首先具有雄性的魅力。而这雄性的魅力来自哪里呢？这就是我今天要和大家探讨的，我们身体中一种神秘的物质——雄激素。

　　为什么说雄激素神秘呢，因为绝大多数老百姓，甚至部分医务人员对于雄激素的了解都知之甚少。一提到雄激素，大家首先想到的可能就是雄激素与性功能和性欲有关。其实雄激素的作用远不止这些，让我们看看雄激素到底有哪些作用。

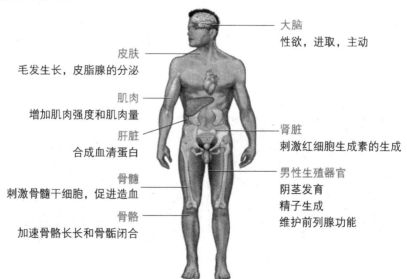

大脑
性欲，进取，主动

皮肤
毛发生长，皮脂腺的分泌

肌肉
增加肌肉强度和肌肉量

肝脏
合成血清蛋白

肾脏
刺激红细胞生成素的生成

骨髓
刺激骨髓干细胞，促进造血

男性生殖器官
阴茎发育
精子生成
维护前列腺功能

骨骼
加速骨骼长长和骨骺闭合

我们可以看到，男人从头到脚，由内而外，几乎每个重要器官包括精神心理都和雄激素密不可分，所以可以毫不夸张地说，男人就是雄激素的产物。那男人一旦缺少了雄激素又会怎样呢？会不会像武侠小说中说的那样，欲练神功，挥刀自宫？在这里我可以很负责任地告诉大家：如果自宫，必不成功！为什么这么说呢？

首先，外貌协会的颜控们就可能失望了，雄激素水平的下降会使男性发际线的后移、腰腹部救生圈的出现，一个个小鲜肉就这么被活生生地折磨成了老腊肉！而我们曾经的偶像，终结者大叔，恐怕也再不会有"I'll be back!"那样的气势了！

或许有的人并不是很在意外表，更在乎内在的健康和寿命。这里我给大家分享一组数据，美国 10 年前做了关于老年增龄的研究，观察了退伍老兵10 年后的寿命。将所有人分为 3 组：1 组为雄激素水平正常，1 组为雄激素轻度缺乏，另 1 组为雄激素重度缺乏。研究结果发现这 3 组人的寿命并不一样，雄激素水平正常的人的寿命远远高于雄激素重度缺乏的人群。这个研究将雄激素与人的寿命联系起来，轰动了全世界。

男人从 35 ~ 40 岁开始，就有可能逐渐出现雄激素水平下降的表现。雄激素缺乏到底会产生哪些具体的症状和身体变化呢？

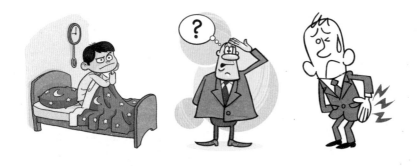

▫ 首先是睡眠障碍。包括失眠以及最早出现的餐后嗜睡征象，不知大家是否有吃完饭就开始犯困的经历呢？

▫ 记忆力减退、精力下降。就好比我，现在已经 38 岁了，常常有患者拿着以前看过的资料到诊室来找我，我看着那张脸，也经常会想不起来我是否为他看过病。

▫ 骨痛、骨质疏松。其实男人出现骨质疏松并不见得就是缺钙造成的，一味地乱补钙往往事与愿违，有时候恰恰是由于缺乏雄激素造成。

¤ 情绪的改变，抑郁、烦躁、焦虑等。所以中年危机并非完全是生活造成的，激素水平的变化也会影响男人的心境。

¤ 代谢综合征、三高、啤酒肚。这些症状的出现也和雄激素缺乏有很大的关系，不要错怪啤酒，医学上将这种腹部脂肪堆积所产生的大肚腩称为腹型肥胖。

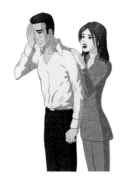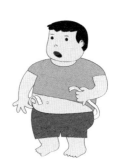

以上这些症状以前被统称为男性更年期综合征，现在有了更为科学的名字，称之为迟发性性腺功能减退，简称 LOH。有些读者可能开始紧张了，觉得这是我们绕不过去的一道坎。的确，这是男性衰老过程中必然的过程，但并不意味着我们只能默默忍受。因为随着医学的进步，我们对于雄激素的认识也愈来愈深入，如果出现以上这些症状，完全可以到正规医院找正规的男性科或者内分泌科医师进行诊断和治疗。

在这里我还特别要提醒那些长期生活不规律的人群，某些不良的生活习惯可能让你过早进入 LOH 的状态，所以有如下生活状态的人，要引起警惕了。

¤ 工作负荷大的男人。工作生活压力较大的男性，长期处于应激状态下，容易导致整个神经和内分泌系统的紊乱，继发性地造成雄激素代谢障碍。

¤ 喜烟好酒的人。大量抽烟和喝酒都会破坏睾丸功能，从而导致雄激素水平下降。抽烟会影响血管内皮功能，进而使睾丸功能受牵连；烟中的有毒物质还会破坏制造睾酮的睾丸内的间质细胞。酒精则是直接妨碍睾丸生产睾酮；同时在酒精的刺激下，肝脏会加快对睾酮的处理，许多睾酮被分解转变成其他物质。

¤ 滥用雄激素的肌肉男。我接触过一些这样的病例，他们为了练出一身强壮的肌肉，在锻炼的同时注射或服用了过量的雄激素。这样做的后果是非常可怕的，一个拥有一身强劲肌肉的成年男人睾丸可能会萎缩得像花生米。所

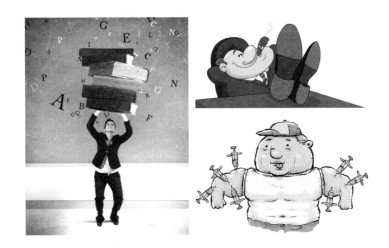

以在健身房锻炼时候，千万小心一些不负责任的教练，他们可能会向你推荐一些肌肉增长药物，这其中很有可能就含有大剂量的雄激素。

所以，男人如果想要保持年轻的身体状态，需要保持良好的生活习惯，这将有助于延缓 LOH 的出现。就算我们成不了男人四十一枝花，那也不能变成一堆豆腐渣啊。

最后祝男性同胞及女性同胞的男性伴侣，男性魅力长存！

参赛感想

医患纠纷与医学科普

看到这个题目，我想读者一定很奇怪，医患纠纷和科普有啥关系？诚然，中国的医患纠纷是一个重大社会课题，不是我一个医生一篇文章就能够分析探讨得透彻的。但是我在平时的日常工作中也常常思考，哪些因素有可能加重目前的医患矛盾，哪些工作可以帮助缓解部分医患纠纷。那这与医学科普又有什么关联呢？我这里就和大家谈谈我的一些粗浅的想法，希望可以抛砖引玉。

如同我在演讲时提到的，我的患者一直很多。平均每半天的门诊量至少是五六十个患者，因而能够分配到每位患者身上的时间真是少之又少，但有意思的是，我的患者满意率又是我科最高的。其实秘诀就在于我总是在有限

男人的魅力——雄性激素

的时间里面，尽可能与患者多交流和沟通。常常有患者这样评价我："从来没有哪个医生会这样详细与我讨论病情，您是我见过最耐心的医生，太谢谢了！"每次听到这样的鼓励，我都会有小小的满足感和自豪感。

但是由于我国的医疗体制、就诊习惯以及医疗水平差距等问题的存在，即使是我这样三甲医院的专家门诊，见到的也并不都是疑难杂症或者大病、重病，大多数都是常见病、多发病，甚至是很基础的疾病和咨询，而绝大多数患者的医学常识都非常有限，这样我的绝大多数精力其实都在门诊对患者进行基本的医学知识宣教。其实大部分患者看病都希望能够尽可能详细地从医生那里得到指导和相关的医学知识，包括发病原因、诊疗方案、预后、生活中注意事项等，而医生又不可能在那么短的几分钟时间内把可能几个小时专家研讨会都讲不清楚的问题让患者懂得明明白白，因此在患者心中就会产生巨大的心理落差，而医生也因为一天面对几十个人反复讲同样的问题而同样产生心浮气躁的情绪，再加上不同患者的医学知识水平不一样，理解力也不一样，有些患者甚至同样问题要问很多遍，导致医生在态度上容易出现不耐烦、不愿多讲等现象，极易诱发医患矛盾，甚至升级为医患纠纷。

现在社会上民众对于健康的要求越来越高，但是医学知识的普及程度却很低。于是许多以骗钱为目的的不正规医疗机构，借助一些不负责任的媒体、互联网平台大打广告，不仅夸大许多疾病的症状，更是夸大某些疾病的危害，来诱骗不具备医疗知识的患者进入各种陷阱。一旦患者发现上当受骗，往往又容易把气发泄在整个医疗界头上，引发医患情绪的对立。

每当我在门诊对着几十位同样疾病的患者重复讲述同样一堆医学内容的时候，每当我在接诊那些被无良非正规医疗机构欺骗之后怒气冲冲或者可怜巴巴的患者时候，我就希望能找到一个好的方法进行正确的医学知识的普及，帮助广大民众提高医学素养。一方面可以让更多患者理解医学不是包治百病，医生也不是万能的，当然也更不容易被不正规的医疗机构诈骗；另一方面患者在具备更多医学常识之后，医生也可以把精力放在更高层次的沟通上，而不用花费太多时间做最基本医学常识的宣教。因此我认为正确的医学知识科普工作，不仅仅只是提升民众的正确健康观念，其实也是一种一定程度上有助于缓解并减少医患矛盾的途径。

所以虽然我常常作为讲者被邀请去参加各种专业研讨会，但是一直以来，我更热衷于社区居民、基层医院的科普讲座，因为后者能够更大范围地涵盖患者人群。但是每次面对的百姓，多则一两百，少则几十人，与我国的人口基数和患者人群相比，实在是杯水车薪。好在许多正规的媒体也越来越重视正确医疗健康知识的宣传工作，我也收到过很多来自电台和电视台的邀请。

当我收到上海市卫生和计划生育委员会与上海教育电视台策划的《健康演说家》节目邀请时，我就感觉到这是一个极佳的平台，而第一季选取的19位医生也是涵盖了各个专业的精英，能力和口才都是年轻医生中的翘楚。在这里我要感谢为这个节目在幕后付出辛勤劳动的所有人，因为你们不仅帮助我们这些有志于也有能力做医学科普宣传的医生，将正确的医学知识尽可能地进行大范围的传播，打破医学知识的误区，提升民众的基本医学素养，也有可能为缓解我国的医患纠纷做出努力！

最后祝这个节目越办越好，观众受益多多，也希望我们的医务人员能够更加关注医学知识的科普工作，大家一起携手创造更大的社会价值！

互动花絮

- **胡展奋**：分泌雄性激素的是不是仅仅只有睾丸这个器官？
- ○ **徐罡**：不是。
- **胡展奋**：否则很难解释像司马迁这样的人。
- ○ **徐罡**：对。其实雄激素 80% ~ 90% 是睾丸产生的，但是身体其他部分，像肾上腺也会分泌一点雄激素，前列腺也会有少量的雄激素分泌，但是一旦睾丸切除以后，只能说绝大多数的雄激素消失了。

- **贾伟平**：我来补充一点你那个问题，实际上雄激素女性也会产生，女性她主要是靠肾上腺产生的，男性当然主要在睾丸。一般来说我们认为雄激素下降以后表现的与疾病相关的症状就是男性代谢综合征，进行专业的治疗是要吃药，但是吃药会带来心理的负担，很多人就会觉得我这方面是不是有问题了。那你能不能给我们讲一讲在饮食方面，有没有可以帮助保持体内雄激素水平的一些方案呢？
- ○ **徐罡**：很多患者到门诊来的时候，都希望通过不吃药物的方法来补充雄激素。从饮食上面来说，我可以给大家一些建议。有的人从来不吃荤菜，他觉得只吃素菜和水果就是很健康，其实不然，肉类对补充雄激素来说是有作用的。比如说蒙古族的基础食物是牛羊肉，蒙古族男性非常喜欢吃肉，他们都是非常雄壮的，其实还是有一定的道理的。但是饮食要均衡，不能偏向于任何一方面。我个人是比较喜欢吃肉，所以我觉得我雄激素水平也还算可以，当然现在发迹线也有一点点往后了。

- **曹可凡**：我记得当年英国首相撒切尔夫人在做第二任选举的时候，就有一群人去抗议，他们举着一个牌子我印象很深，上面写着一个英文单词menopause，中文翻译过来就是绝经期。为什么用 menopause 这个词？抗议者认为女性在绝经期激素水平是下降的，所以对政府的决策和判断能力都会降低，那男性同样也是这样。但是我觉得其实大家也不用那么害怕，因为一个人随着年龄的增长，激素的水平肯定是下降的，所以我觉得需要用一个平常心去对待。你刚才说到怎么去补充雄激素，一般在什么情况下或是患者的雄激素水平下降到什么程度，他可以去补充雄激素，因为随意补充雄激素可能会导致更严重的问题，所以这个界限是怎样的？

- ○ **徐罡**：如果雄激素水平并不是完全低于正常值，而是低于灰区，我们就可以给他考虑进行雄激素的补充。有的人所有的检查都是正常，但是他的雄激素水平缺乏的症状非常明显，这个时候也需要尝试试验性补充，随访观察相关症状在 3 个月内有没有明显的好转，如果是有的话，证明他身体内的确是雄激素水平缺乏。但是前提必须有医生严格的掌控和随访，否则就像曹老师说的一样，会产生更多其他的问题。

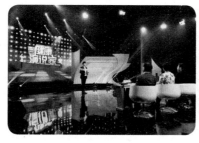
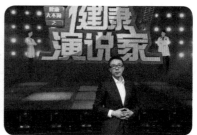

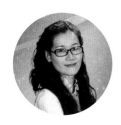

>>> 乔 颖 上海市精神卫生中心精神科医生。

之所以成为一名精神科医生，她说这是命运的安排。"上大学时，高中好友患了精神病，而好友在患病以后，那种疏离感和对疾病的否认，让我第一次认识到精神疾病带给人的痛苦可能远远超过生理上的痛楚。于是我决定成为一名精神科医生，通过自己微小的努力，让一些朋友生活得更好。我不光是一名精神科医生，我更希望是一个能给予身边人快乐的人。"

掀起睡眠的盖头来 ◁◀

当下大家在激辩"这是不是一个看脸的时代"，各种排行中又多了一份颜值排行，颜值爆表的人被奉为男神女神，仿佛幸福的祥云顶在她们头上。但是失眠却像一把锐利的刀，扼杀女性美丽的容颜，绝不留情面。我的患者当中常有年仅 30 岁出头的少妇，脸色晦暗，萎靡不振。她们总在向我倾诉一些不愉快的往事，或者对前途忧心忡忡。而且她们都有共同的困扰：在夜深人静的时候辗转反侧，经常在半夜两三点醒来，思绪万千，千情纠缠在悲哀境地而不能自拔。眼睁睁地熬到天亮，又拖着疲惫的身心开始不愉快的一天。这样日复一日，笑容早已在她们脸上找不到了，谈何颜值？

"又是一夜无眠""转点了还是睡不着"……人生中有三分之一的时间都在睡眠中度过，如果按照一个自然生命周期来计算的话，我们一生几乎要睡二十多年。但各种关于失眠的苦恼充斥着我们的生活。为了帮助更多人摆脱睡不好的困扰，今天就让我们一起掀开睡眠的盖头！

首先我们来看一看，什么是睡眠？

睡眠是一种在生物中普遍存在的自然休息状态，规律的睡眠是生存的前提，是健康和生命所必须的。曾经有人问我，人可以不睡觉吗？我的回答是："人，一定要睡觉！"研究发现，一个人只喝水不进食，可以生存 7 天，但是如果完全不睡觉，只能活 5 天。睡眠是对能量的补充，对代谢的更新。

睡眠对人类来说，胜过了各种各样的营养品。中医养生专家说："吃得好，不如睡得好。"

20 世纪 90 年代，联合国卫生组织将"睡得好"作为评判健康非常重要的标准之一，世界卫生组织还将每年的 3 月 21 日定为"世界睡眠日"。可见睡眠对人类来说真的非常重要。

其实睡觉不仅仅是倒在枕头上，盖上被子合眼一宿这么简单，它是一个复杂的渐变过程。为什么我们有时醒来后，身体会神奇般地恢复力量，而有时却感觉比睡觉之前还累呢？这便是睡眠的深度和状态有所不同而导致的。芝加哥大学的研究人员，在对几千名志愿者做过睡眠时的脑电波研究记录后，揭示了人体的睡眠周期：在睡眠中，人体首先进入慢波睡眠期，而后是快眼动睡眠期，之后再重复开始，一夜大约有 4 ～ 6 个睡眠周期。

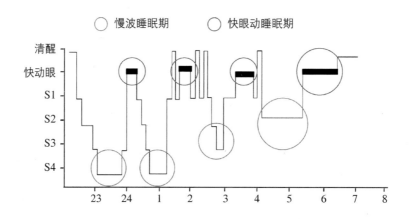

我的母亲曾经问我："人为什么总是白天活动，而晚上睡觉呢？"我告诉她："这就是睡眠的昼夜节律。"她又问："那么倒过来，晚上活动，白天睡觉可以吗？"我回答说："也许这样做在短时间内是可以的，但是长此以往会明显损害健康。"为什么呢？

这是因为在我们的大脑中，有一个叫下丘脑的部位，这个部位存在调节我们睡眠的开关，当开关打开时，我们就会醒过来活动，而开关关上时，我们就进入了睡眠。这个开关受许多因素的调节，其中非常重要的一个因素就是人体分泌的褪黑素。褪黑素是由大脑中的松果体分泌的一种激素，它的作用就是让我们睡觉。白天光线通过我们的眼球到达视网膜，通过视神经到达大脑，然后刺激松果体开始生产褪黑素。到了晚上，光线暗了，甚至消失了，这时松果体就开始将白天生产的褪黑素大量分泌出来，促进我们睡眠。正是因为褪黑素受到光线的调节而变化，所以我们的睡眠才会有昼夜节律。我知道很多朋友赶时髦喜欢在晚上睡觉时，床头开一盏小灯，其实这种做法是不正确的。睡眠专家会建议大家，白天尽可能到户外活动，让褪黑素产生出来，夜间尽量关灯睡觉，让褪黑素分泌出来。

不是我危言耸听，失眠是影响女性美丽的天敌。失眠的女性会因荷尔蒙失衡，产生对健康有害的化学物质，导致机体免疫力低下、内分泌紊乱、睡眠不足，还会诱发肥胖。科学家发现，每天睡 5 ~ 6 小时的人，平均比每天睡 7 ~ 8 小时的人重 3 ~ 4 千克。为什么会这样？因为当正常睡眠时间被剥夺时，身体会产生大量的抗压激素，以减缓新陈代谢的速度，同时第二天的食欲也会增强。久而久之，还会接踵而至许多其他的健康问题，比如慢性疲劳综合征、脱发、焦虑、抑郁等。

看来，现代人的很多健康问题，与其埋怨环境污染，不如好好审视自己的生活方式。我们是否还像古人那样日出而作日落而息？我们是否能在晚上11 点之前进入梦乡？我们是否能每天入睡 7 ~ 8 个小时？我们能否关掉所有的灯，拉上厚厚的窗帘，在黑暗中睡眠？这些，其实都是自己可以控制的。黑夜给了我们黑色的眼睛，但我们不要在黑夜里寻找光明。天地万物作息有序，夜里就是该闭紧眼睛乖乖睡觉。每年爸爸妈妈都跟我们说今年过节不收礼，收礼只收好睡眠。那么，我们与其到药房花钱买睡眠保健品，不如白天带着爸妈在阳光下散散步。春暖花开、生机勃发的季节是调整睡眠习惯的最好时间，让我们唱着歌、开着车带上爸妈到油菜地里走一圈、拍一拍，让褪黑素生产起来。不花冤枉钱买保健品，自己就能创造黄金睡眠！

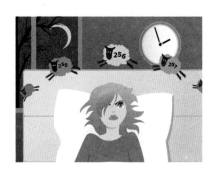

我还要强调的是女性要关爱自己，重视睡眠。在失眠人群中，女性比例占了 65% ~ 70%。与男性相比，女性容易失眠的原因主要有以下两点。

▫ 性别因素。由于体内激素水平的波动，女性一生中在 3 种特殊时期更容易受到失眠的困扰：包括经前期、妊娠期和绝经期。

▫ 压力因素。女性是一种情感细腻的生物体，对于职场女性而言，工作、家庭必须两头兼顾，各种压力都有可能导致失眠。

前来我们精神卫生中心寻求帮助的患者当中非常普遍的病症就是失眠。那么除了创造舒适的睡眠环境、白天增加运动量等方法外，我们女性朋友调整睡眠还有什么其他好办法吗？我要告诉大家非常重要的一点就是，保持心情的愉悦。你可以积极寻找一些身边让你觉得开心的闪光点，也可以多和亲朋好友聊天，甚至做一些放松的 SPA。保持心情舒畅对于女性朋友的睡眠会有意想不到的效果。

此外，我就一些常见的有关于睡眠的疑问与大家进行分析。

¤ 很多人都会问，充足的睡眠到底多少时间合适？对大多数成年人来讲，通常每晚 6 ~ 8 小时的睡眠是适宜的。这里请大家注意"对大多数人来讲"这几个字，因为每个人都具有特殊性，有些人睡 5 小时就够了，而有些人一定要睡足 9 小时才行。所以在这里我要告诉大 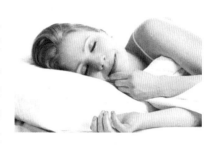 家判断你的睡眠时间是否充足，只要看第二天你是否精力旺盛、神清气爽、身心愉悦，如果是的话说明你已经睡足了，如果不是这样，那么大家需要重新审视自己的睡眠时间。

¤ 现在市面上有许多关于"褪黑素"的保健品，我们可以通过补充这些物质来增进睡眠吗？在这里我要很负责任地告诉大家，也许结果要令大伙儿失望了。在我们大脑中存在着一层保护膜，我们叫它"血脑屏障"，它具有很强的抵抗外来物质进入大脑的功能。所以外源性的"褪黑素"即便补充到人体，也很难通过这层保护膜进入大脑，所以很多吃"褪黑素"的朋友都觉得没有效果。

¤ 许多白领认为周一到周五不得不加班、熬夜，到双休日的时候就狠狠地把失去的这些睡眠时间补回来。这种想法是错误的。人的身体就好比是一部机器，睡眠就是润滑油，当我们透支了润滑油之后就会出现齿轮之间的相互磨损，这时机器就会损坏，即便你后来在某一时间内拼命加油，损坏的部分也无法恢复。而且，我们发现，双休日要是睡上 10 小时甚至更长

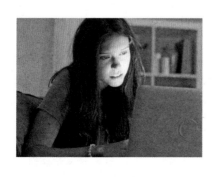

的时间，起来后非但不会感觉舒服，反而觉得腰酸背痛更加疲劳。这是由于我们睡眠时间过长，身体长时间保持一个姿势，反而使得我们的骨骼、肌肉受到压迫的原因。所以建议大家还是要养成按时睡觉、按时起床的好习惯，不要去透支生命。

¤ 睡觉前躺在床上玩手机或看电视。其实这是非常不好的习惯。别看手机和电视的屏幕一直亮着，实际上他们是以人类肉眼看不见的速度在闪烁，正因为速度快才形成了连续的画面。这些光屏的闪烁对我们的大脑有很强烈的刺激，使得大脑无法休息，严重影响睡眠。因此对于睡眠不好的人，建议大家不要在睡前15分钟玩手机和看电视，而是应该闭目，让自己慢慢平静下来，或听一些舒缓的轻音乐帮助入眠。

¤ 晚上睡得不好，白天来补觉。这也是一种不好的习惯。前面我们也提到，白天我们通过活动来消耗能量，晚上我们通过睡眠来蓄积能量。如果白天我们处于休息状态，没有能量的消耗，就好比蓄电池，没有电量的消耗就不需要充电，晚上我们就会睡不着。所以建议大家睡眠不好时，白天尽可能不要睡觉，反而应该增加一些简单的运动，比如：快走、慢跑、跳舞等都是很好的运动。

¤ 睡前吃夜宵。说实话，这又是一种对睡眠有影响的行为。且不说这种做法会导致体重增加，原本夜间我们的五脏六腑已经进入了休息状态，但是就是因为这些食物，我们的胃肠道又开始运动起来。胃肠道的轻微运动就能让人体感知，因此大家说我们睡觉时肚子一直在动，能睡得好吗？答案是显而易见的。另外，养生专家常建议大家一天8杯水，而且强调早一杯和晚一杯水很重要。他们的说法没有错，但是这里的晚一杯水是很有学问的。我们应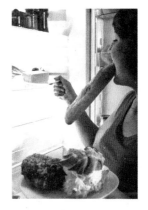该喝多少水？什么时间喝水？都是需要讲究的。随着年龄的增加，膀胱括约肌的功能会下降，他们不再像年轻时缩放自如了，尤其是老年男性朋友，很多人都患有前列腺增生，因此如果我们这晚上的一杯水喝得太多、喝得太晚就会出现睡觉时反复上厕所的现象，导致睡眠中断，而要再进入睡眠状态就不是一件容易的事情了。所以，在此建议大家，尤其是老年朋友，如果平时9点钟睡觉的话，那么在8点以后就不要再喝水了，8点之前喝半杯水，同时在睡眠之前养成排尿的习惯。

¤ 晚上会做梦，是不是说明睡眠不好？那么在这里我先和大家说说梦是怎样形成的。我们大脑里存在许许多多的神经细胞，在白天他们都处于兴奋状态，好比是浮在水面上的小球。到了夜间，他们兴奋性下降了，就慢慢沉到了水底，但是这些小球不会同时全部沉下去，有部分小球依旧浮在水面上，这部分小球兴奋性仍存在。他们之间会进行信息交流，这就形成了梦。白天时，细胞之间的信息交流很有规律的，1到2到3到4，然而夜间存在兴奋性的小球之间没有相关性，所以进行的信息交流也是紊乱的，有可能出现1到22到14到8，这些信息是杂乱的，不符合逻辑的，但是他们就串联在了一起，所以我们常常把梦称为"乱梦"，就是这个道理。其实，做梦说明人睡着了，但是有两种现象大家需要警惕。一种是从来不做梦，那么提示我们的神经系统可能存在问题，另一种就是频繁做噩梦，说明白天情绪过度紧张和焦虑。出现这两种情况，大家都应该到医院进行检查。

睡眠就像一个甜美的新娘，今天我们掀起了她的盖头，希望她能陪伴我们美满地生活。每一个人都应该珍视睡眠，也祝愿大家都能拥有良好的睡眠。

参赛感想

律动的医学科普

这次科普演讲给我留下了深刻的印象，从接到任务，到动手写稿子，到与电视台的编导们热烈地讨论，再到最后的登台讲解，这个过程历经了1个月。虽然时间不算长，但是在这经历中，我感到了一种神奇的力量，那就是医学科普具有强大的生命力。

◎ 增长了知识

平时，我自认为除了精神科和心理科，我对其他科的知识知之不少，可是，当我听了其他演讲者的演讲，我顿时觉得大开眼界。从"蛀牙那点事"，到"整形——你不知道的秘密"；从"我献血，我健康，我时尚"，到"'肠'治久安"；从"解开肺小结节的'心结'"，到"今天你拉了吗？"，我觉得原来我有这么多的东西是不知道的，而这些看似浅显的医学知识，就连做医生的我平时也许都不注意。所以在这次科普演讲之后，我了解了更多的医学常识。

◎ 增强了信心

一直以来，我的工作就是给患者看病，十几年的工作，让我觉得这样的生活和工作方式就是永恒。但是参加了此次科普演讲之后，我看到了新的起点，原来我也很有才，我也可以表现得很时尚、很立体、很文艺，在镜头前与曹可凡老师交流时也很坦然和机智，这些都是在平时工作中没有发现的自己。在演讲准备阶段，无论是与电视台编导们讨论演讲稿的内容、演讲时的站姿、录制节目时的服装，还是在彩排时一次次感受现场的气氛，都让我体会到了与平时坐在诊室里完全不同的体验。所以我现在很有信心，我会在医学道路上越走越好。

拉近了老百姓和医生的关系

也许有人会认为这类演讲节目作秀的成分居多，但我不那么认为。因为，在这些演讲中，我看到了实实在在的东西，感受到了不再是处于塔尖的、空旷的、高端的医学内容，而是更贴近民心的医学常识和医疗知识。其实，随着网络信息的飞速发展，我们平时可以从中获得许多医学知识。但是事物都会有两面性，当网络给我们带来快速和便捷的同时，也会给我们带来一些错误的信息。医学科普的内涵就是在于帮助老百姓了解到真实的医疗常识，少走弯路。在医学科普中，医生可以和大家走得更近，相互理解、相互信任。

展现年轻医生的风采

在这次的科普演讲活动中，我发现医生队伍真的是卧虎藏龙、人才济济。会画漫画的燕子姐姐、90后的口腔科"小鲜肉"、每天迎接新生命的璐璐，还有享有"小曹可凡"美誉的外科医生……都给我留下了深刻的印象。上海市卫生和计划生育委员会宣传处王彤处长说："一名好医生，一定不能只是坐在诊室里看病的医生，也不能只是待在实验室里做研究的学者，更不能只是会写SCI的论文机器。好医生一定要将自己的知识传递给更多的人。"这句话深入到我们每个人的心中。的确如此，作为年轻一代的医务工作者，我们有责任和义务站在一个新的高度展示我们的风采。而且，大家看了节目以后，一定会有感觉：噢，原来脱下白大衣，年轻的医生们也和广大群众一样有着火热的心，有着向往美好的企盼。

如果要将医学科普比喻成某一事物的话，我想把它比作一座大桥。如果要用一句话来描述医学科普的话，我想说的是：一桥飞架南北，医疗之路变通途。

● **胡展奋**：关于失眠这个话题，我谈谈我的个人体会。我年轻的时候是一个瘦弱的、苍白的青年，有点神经质。那么，之所以会是这样的状态就是常常睡不着觉，经常失眠。但是，我后来改变了，我找到了一个方法，我到皖南山沟里生活了一段时间，我立刻过上一个从前从未体验过的粗犷的生活。我荣幸地告诉各位，我的病好了。

○ **乔颖**：回归自然。

● **胡展奋**：我到现在尽量不再过粗犷的生活，但我不再失眠，请问我的生活能复制吗？

○ **乔颖**：我想问，您在做这件事情的时候，您愉快了吗？您身心得到释放了吗？

● **胡展奋**：非常愉快。

○ **乔颖**：所以，我们的演讲稿里边，我觉得应该再增加一个，不光是女性保持身心愉悦，男性一样需要保持身心愉悦。

● **曹可凡**：我补充一下，其实刚才胡老师讲能不能复制的问题，这是能够复制的。为什么呢？他说了那么多，其实就是一点，回归简单生活。

● **贾伟平**：我认为其实没那么复杂，你想想看，分析睡不着觉就两种人，一种是闲着睡不着，一种是忙着睡不着。你就让那个忙的去闲一点，闲的去忙一点，肯定就都好了。

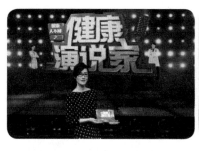
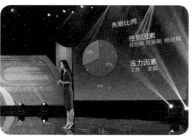

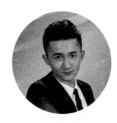

>>> **柯国峰** 复旦大学附属中山医院口腔科住院医师。

从小我就喜欢手工制作，对精致的工艺品总是爱不释手。选择口腔医学这个专业是一次偶然，但我发现，爱上这个专业却是一种必然，因为我对待每一颗牙齿都像是对待工艺品一样，或是修补，或是雕琢。许多人总是要等到问题严重到无法挽回的程度才会想起来要找牙科医生，这让我常常思考到底是什么让人们总是晚来一步，答案或许是因为我们说得太少。我想我们不应该再沉默。

蛀牙那点事 ◁◀

我是一名口腔医生，按照人们的想法，我的工作应该是让人们的牙齿更漂亮，更健康。但事实并非如此，我每天的工作都会扮演牙齿入殓师的角色，顾名思义，就是将牙齿一颗一颗拔掉。并非我执意要拔，而是人们总是晚来一步。是什么原因让他们的牙已经严重到不得不拔？而在拔牙的诸多原因里，蛀牙往往是始作俑者。所以我在思考，你们真的了解蛀牙吗？答案也许是 NO，所以我觉得非常有必要与大家一起讨论一下蛀牙那点事。

人们往往忽略了牙齿也是美丽重要的一道风景线！我曾碰到一位美丽的女患者，当她张开嘴时，我有点吃惊（因为这口牙显然与她的美丽不符），然后有点无奈（因为我接受了这个事实）。于是怜香惜玉地问道："你为什么不早点来？"。她说："我怕！"。怕啥？她说："看牙又疼又贵，只要能忍我就不吃药，能吃药我就绝对不来医院。"他看着我的眼神，仿佛看见了杀父仇人！

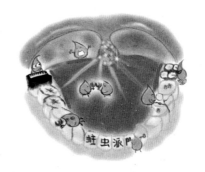

结果她花了近万元，拔了两个牙不说，复诊了 6 次才全部完成治疗，而且她嘴里这 6 个都变成了假牙！可是如果她能早点或在发现牙齿有点异常，及时来医院就诊，那么结果可能会截然不同。可能她只需复诊一次，花费只要数百元就可以完成全部治疗。她的忍耐，看似勇敢，看似坚强，不应该起一点作用吗？结果却让她付出了更多的时间和金钱，同时也承受了更多的痛苦。很多人就不禁要问，这是为什么呢？

首先，我们需要弄清楚是什么病让这姑娘变成了这样？

这个疾病的学名叫龋病。如果你感觉生涩，它还有一个大家熟悉的名字——蛀牙。没错，就是大家往往觉得不是什么病的蛀牙，但它却与肿瘤以及心血管疾病，被世界卫生组织一同列为人类最需要防治的 3 大疾病，而且它还是口腔疾病中发病率最高的一种疾病。

到底有多高呢？根据全国第三次口腔流行病学调查结果显示，35 ～ 44 岁中年人龋病患病率为 88.1%，平均每一个人有 4.5 颗蛀牙。我为什么会选择这样一组数据，因为我认为 35 ～ 44 岁这一人群是我们社会的中坚力量，他们有稳定的工作和相当的经济实力，他们不去看牙，一定不是因为经济原因，主要还是由于他们思想上不够重视。

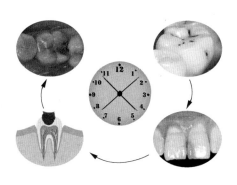

到底是什么原因让大家这么自信，认为自己的牙齿不会生病呢？于是我就陷入了深深的、久久的、苦苦的思考当中。我想大家的自信可能源自这句话：牙齿是人体最坚硬的组织，不需要过于保护。或许是因为这句话的庇护，大家开始任性了！总觉得牙齿不需要过多地关心和重视，但是事实却是，一旦忽略口腔卫生，口腔里的食物残渣和细菌便开始了爱情长跑！时间一久，它们俩就有了爱情的结晶：酸！酸会慢慢地侵蚀牙齿，终而形成龋病（蛀牙）。

所有女生都想做美女，但谁也不愿意做一口烂牙的美女。所有人都想有一口好牙，但却不愿意花更多的钱，真的很矛盾。那到底有没有这种办法呢？有！我们早晨习惯于用闹铃提醒自己起床，其实在我们的身体里也设置了许多闹铃，它在生病的时候会提醒你去看医生。牙齿也不例外！

如果有一天你照镜子发现自己的牙齿有点黑，那是酸腐蚀牙齿的初期，会让牙表面粗糙，所以会有色素沉积，这就是一个闹钟。它在暗示你：你开始蛀牙了！

如果有一天在你吃甜食或者冷食时感到一阵莫名的酸疼，这酸爽就是一个闹钟。它在暗示你：你的蛀牙加深了！

如果有一天你发现自己吃的食物总是塞在牙洞里，而且伴随一阵疼痛，这也是一个闹钟。它在暗示你：你的蛀牙已经很深，再不补牙可能就晚了。

如果你忽略了这些闹钟，终于有一天，你的牙疼了，疼得睡不着，感觉头都一起疼，这便是一个超级闹钟。它在暗示你：你的蛀牙已经穿通牙齿，细菌感染了牙神经，你真的必须去看牙医了。

如果我们能在第一个闹铃响起来就及时起床，我们会有充裕的时间去梳洗打扮和享受早餐。同样我们如果能在第一个闹钟响起的时候就去看医生，我们只需要花很少的金钱、精力以及时间就可以保护一口好牙！

说到预防蛀牙，我们大家可来劲了，我们总是会喊出那句话，我们的目标是：没有蛀牙！好像喊一喊，我们就真的不会有蛀牙一样。其实这只是一句广告语，认真你就输了！

2001年世界卫生组织正式提出"8020运动"计划，即民众到了80岁仍然要保有20颗完好的牙齿，方可称为一口好牙。显然这句话有两个意思，保留20颗牙齿，任务艰巨但还是可以完成的，但至于你能不能活到80岁，那就看你的了！

日防夜防，蛀牙难防，今天我带来了3张王牌。

¤ 第一张王牌：饮食习惯。当今社会，吃货横行，我不会建议大家一定要吃什么，一定不要吃什么。相反，我建议大家什么都吃，均衡饮食，但不要特别迷恋一种食物。另外我要特别强调饮食的时机，白天我们的口腔一直在运动，它有强大的自洁作用，所以白天让我们纵享美食，但是以刷牙为界，之后就不要吃东西了，这张王牌可以切断细菌的粮草通道。

¤ 第二张王牌，定期检查。许多蛀牙藏身隐秘，而且蛀牙从发生到形成需要1.5～2年，所以我们一定要养成每半年到一年去医院定期检查一次，这张王牌可以切断蛀牙的"防不胜防"。

¤ 第三张王牌，刷牙习惯。也是我的致命王牌，刷牙，虽然大家都会刷牙，但我却依旧认为刷牙是一种高贵的习惯。物以稀为贵，虽然大家都在刷牙，但是很少人真正掌握了方法，所以我推荐巴斯刷牙法，他可以有效地清洗牙间隙和龈沟内的食物残渣。早晚2次，巴斯刷牙3分钟，这张王牌，可以让细菌弹尽粮绝！

3张王牌，招招致命，蛀牙那点事，再也不是事！

台前幕后

7点啦，7点啦，快点快点！《健康演说家》就要开播啦，我催促室友拎着超市刚买的零食，赶忙从楼下回到宿舍，将电视调到上海教育电视台。"国家主席习近平参加了俄罗斯红场阅兵……"竟然是新闻联播！我有史以来第一次这么认真地看了《新闻联播》。终于响起了熟悉的片头曲，主持人出来了，乔颖姐闪亮登场了，而我却更加紧张了，因为我不知道自己在电视上到底长啥样！忐忑！终于轮到我出场了，我用一种无法形容的心情看完了全部演讲，然后瘫倒在椅子上。赶紧将截图传到朋友圈，过了两分钟，收获了几十个赞和朋友的夸赞，心里的石头总算放下了，阿弥陀佛！大伙虽然看到的仅仅只有8分钟的演讲，但幕后却发生了许多故事！

刚刚结束上海市住院医师科普演讲比赛，就接到了参加上海教育电视台新节目策划会的通知，我欣喜若狂。一直热爱主持的我对电视台有着各种向往，如今要去参加新节目策划会，心里更是充满了各种遐想。那天我早早到了电视台，怀着一种神圣而又激动的心情到了会议室，认识了大家以后我们直奔主题，上海市卫生和计划生育委员会宣传处王彤处长扬起了激情的语调："我们要创办一个新的电视栏目，展现青年医生的别样人生，将健康科普变成一种时尚潮流……"在大家的头脑风暴中，《健康演说家》应运而生，我立马想到《超级演说家》《开讲啦》《ted》等爆潮的演讲节目，我感觉我参与了一件大事。

在策划会过去十几天后，电视台节目组通知我们去彩排过场，我就带着之前参加科普比赛的稿子杀过去了。这是我们19位演讲者第一次聚首。但彩排过后，我的情绪却跌入谷底，因为我的稿子烂透了，时间长，不幽默，逻辑性也不够强！突然我觉得演讲真的不是一件容易的事，后来我就一直在琢磨怎样才能把蛀牙这件事讲得生动有趣呢？灵感并没有光顾我，我失眠了，一天，两天，三天……又10多天过去了，电视台节目组的集结令又来了：本周日全体讲师正式彩排！接到通知那天已经是礼拜五了，很快就要到礼拜天了，可是我的稿子还没成型，怎么办！逃避的念头开始在我的脑海里闪现。可我还是不愿意让自己那样做，我在地铁口犹豫了许久，最后我还是踏上了地铁，只不过目的地不是电视台，而是在上海我知道的少数能亲近大自然的地方——佘山。在去的路上，我的心情五味杂陈：内疚、愤怒、不安！我如果这样去参加我的表现一定会很糟，不能丢脸，不能丢医院的脸，不能丢90后的脸。于是我在这样的心情中发了一条短信：导演，我家里有事，我不能来彩排了！发完短信后，我释然了。我开始凝望车窗外的风景，高楼矮楼在窗外一道一道闪过。地铁到站了，我迫不及待地冲出去，冲进草坪，狠狠地躺在上面，深深地吸了一口气，没有压力的感觉真好，棒极了！我闭上眼睛，开始漫无目的的冥想，想到了我美丽的老家，想到了我家门口的那一条河！……我竟然小憩了10分钟！

那天，我在佘山度过了那段时间我最放松的下午。傍晚，我启程回家，快到站了，我早早站在车门口等着下车。说也奇怪，就看着地铁门打开那一瞬间，我突然想到了一个思路，它可以串通我的稿子。飞奔回宿舍，半小时就搞定了我的稿子！没过两天又接到了所有人最后定妆彩排的通知，这次我信心十足，果然，在现场，我一遍过了，长嘘了一口气！

我想90后面对压力或许会任性，但只要拥有一颗向上的心，任性也会创造奇迹！

互动花絮

- **贾伟平**：小柯医生，我注意到了，你现在在做牙齿矫形吗？你是从什么时候开始重视你的牙齿的呢？
- ○ **柯国峰**：不瞒大家说，我学这个专业时还没有足够重视。到了临床，看了很多患者的牙齿，让我觉得特别的难以接受。后来我就开始反思，如果我不去重视的话，我会不会成为他们那样。

- **贾伟平**：我想给你再加点油，你光这3张王牌还不够，还要再加一个。如果有蛀牙，不仅仅是生活质量不好，会带来痛苦，还会带来一系列的疾病。比如说，有蛀牙不及时去看的时候，它就会形成慢性的感染状态，而这种感染状态是会得糖尿病的，你知道吗？
- ○ **柯国峰**：对，没错！如果一个人同时有龋病和糖尿病，两者会彼此加重。

蛀牙那点事

● **胡展奋**：你说你在矫治牙齿，是出于美容的原因，还是治病的需要？

○ **柯国峰**：正常的牙齿它是天包着地，对吧？而且只包三分之一。如果说小于三分之一或大于三分之一，它都是一种疾病状态。这种病有严重和不严重，那我呢，就属于包得太紧了，我要把这个咬合高度打开。打开之后，可能带来一些其他的美容效应。

● **曹可凡**：我发现生活当中很多女性，为了牙齿的美观把所有的牙都换成了烤瓷牙，看上去外观确实是很漂亮？作为一位专业的口腔科医生，不知道你是怎么看待这个问题的？

○ **柯国峰**：某种疾病状态下做烤瓷牙是有必要的，但是如果全部换成烤瓷牙是没有必要的，而且危害性非常大。但是这个损害的周期会在10年后体现，短时间内体现不出来。如果维护得不好，它会从烤瓷牙旁边缝里面蛀掉。如果牙痛了，就必须把烤瓷牙拆了，拆了之后你可能会看到满口都是一颗颗像老鼠牙一样又黑又小的蛀牙，这就是做烤瓷牙可能引发的可怕后果。当然，抽过神经的牙是必须做烤瓷牙的。因为没有营养的牙会逐渐变脆，如果不做牙套保护，会很快变脆，前面的治疗也就白费了。

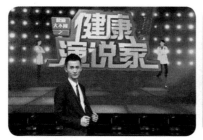
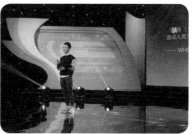

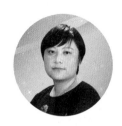

>>> 陆　萍　上海市浦东新区金杨社区卫生服务中心全科医生。
曾被评为 2014 年度"上海市十佳家庭医生"。她说自己最大的与众不同在于普通。作为全科医生，她每天接触的是老人，涉及的是慢性病为主。没有二三级医院的命悬一线、惊心动魄，有的只是家长里短的问诊关照和健康教育。日复一日，年复一年，慢慢地不仅熟悉了每个人的病情，甚至脾气性格也了如指掌，而这些老人也把她视为亲人、朋友。为居民健康，她每天穿梭在社区不停地奔走。而这些平常而漫长的工作，带给她的是无比的成就感。

家门口的医生 ◁◀

　　提到家庭医生，很多人想到的可能是欧美电视剧中的情景，可是，现实和剧情毕竟是有差距的。套用一句流行语，剧情很丰满，现实有点骨感。可是就在 2011 年，作为重要医改项目之一，上海市率先进行了家庭医生制度的试点工作，那么历经 4 年的工作推进，签约到底能为居民带来什么？

　　作为家庭医生他必须是一名全科医生，工作的地点从诊室延伸到社区、家庭，完成的主要是从签约个人到家庭的连续、综合的健康管理。要完成这样的服务，家庭医生必须要有三大"法宝"——治疗，预防和管理。

　　¤ 治疗：相对于二三级医院的"高，精，尖"，家庭医生需要处理的是"宽，广，平"的常见病，而大部分集中在慢性病。

　　¤ 预防：疾病往往只是表现了"冰山一角"，可怕的是隐藏在下面的危险因素。不为人知，易被人忽视。可一旦爆发，为时已晚。从这点意义上来说"防更胜于治"。

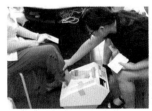
骨质疏松筛查

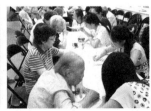
老年人防跌倒宣教

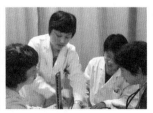
高血压高危人群筛查

每年在社区我们会开展大量的疾病筛查（比如大肠癌、骨质疏松、高血压、糖尿病等），可有时候接受度并不高，关键是因为老百姓对"防"不够重视。袁阿姨就是一个例子。

2011 年的老年人免费体检，当我把单子交到袁阿姨手上后，她瞟了一眼，就还给了我："陆医生，我身体蛮好的，等不舒服再来检查吧。"在我反复劝说下，袁阿姨勉勉强强去做了检查。很快报告出来了：肺部"异常阴影"。我当即建议她去做个 CT 检查进一步确诊。说到这里大家可能都猜到了结果，对，是肺癌。但不幸中万幸的是，由于发现得早，癌细胞还没有扩散，马上进行了手术。从此以后，袁阿姨和他的家人都成了我的签约居民，一家人对体检那是再也不敢马虎了。

◻ 管理：家庭医生除了会"治"，会"防"，还要会"管"。从试点签约工作以来，我累计签约居民 2 558 人，对于这样一个庞大的人群，大家觉得我能管得过来吗？

◇ 根据不同人群和病情，分层管理

对于重点人群，通过预约门诊、家庭访视、电话随访的方式做到"签而有约"，让签约居民感到"贴心，省心"。

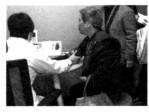 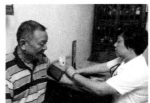 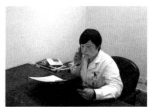

预约门诊　　　　　　　家庭访视　　　　　　　电话随访

对于不常来的居民，以"居委门诊"为平台，开展疾病筛查，举办"健康沙龙"，将家庭医生制度广而告知。

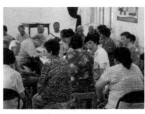 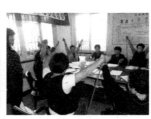 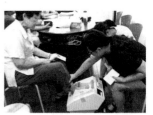

居委门诊　　　　　　　健康沙龙　　　　　　　疾病筛查

对于那些不能来的居民，则通过电话咨询、临时出诊、建立家庭病床，为他们解决最后一公里的健康难题。让居民体会到"用心"，感到"安心"。

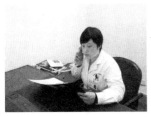
电话咨询

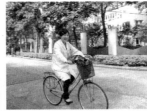
临时出诊

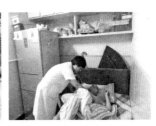
建立家床

朋友们，你们身边有这样的患者吗，他们身患多种疾病，瘫痪在床，行动不便？我相信肯定有，而且还不止一位。龚伯伯就是其中之一，老先生有老慢支（慢性阻塞性肺病）和高血压，因为双目失明，每次看病配药都需要儿子陪同，很是不方便。自从有了我这个家庭医生，情况就不同了，我给他办理了家床（家庭病床），通过定期上门访视为他提供服务。不久，不仅调理好了老先生的血压和血脂，还减少了老慢支的发作，药箱也"瘦身"了一大圈，平时有些小毛小病，一个电话就解决了，避免了一家老小"大进攻"。老先生竖着大拇指说："有了家庭医生，真好！"。

现在，每天我都能收到很多居民对我工作的反馈和感谢，对于一个家庭医生来说，这是对我最大的肯定，也让我体会到了家庭医生的责任与价值。为此，我将更加努力，作为你们的健康顾问和医生朋友，携手开启你们的健康人生！

参赛感想

自信，展现最美好的自己

当我第一次走进大连路1541号，来到二楼的会议室，在我强装镇定背后，内心其实是忐忑不安的。虽然工作以来汇报、擂台、座谈也经历过许多，但显然，这次有点不同。首先，这次的方式以电视演讲为主，这需要激情的展现，当然形象也很重要，偷偷瞄了瞄到达历史最"肿"状态的自己，哎……其次，对象不同，在首秀的19人中，只有我和张世娜是来自于社区，其他17位均来自于响当当的三级知名医院，他们都是从科普演讲中脱颖而出的，而且清一色的俊男靓女，我的天，这要甩出多少条马路呀？

反正是动员大会，还可以借机偷溜，正想找借口，听到上海市卫生和计划生育委员会宣传处王彤处长在对面狠命地夸我，还把社区的家庭医生制度提升到了历史高度。王处一番滔滔不绝，吸引了会上所有人的注意，大家都对我们这两个家庭医生关注备至。不得不佩服，领导的口才是真好，自己内心也是小小满足了一把，心里开始哼唱：小草也有春天。

接下来的一周是写稿背稿，由于前面参加了"上海十佳医生"的评选，有现成的稿子，稍作修改就算交差了。

第一个来到电视台的周日下午，上海市卫生和计划生育委员会和上海教育电视台各大领导对这档节目的重视可见一斑，不仅模拟了现场内景，还请来了包括嘉宾、服装等各路老师前来指导。那一天，对我来说极其糟糕。看着大家一个个地上去，声情并茂的讲述，契合当下关注热点的选题，连背景keynote也是这么的高大上，在我上台后，磕磕绊绊地把我的内容"说"完，估计各位老师、领导也是被"吓"坏了，足有半分钟没有发出声音，那半分钟足够让我无地自容。如果有画面，应该是一群乌鸦飞过。

那份不自信甚是小小的自卑又在偷偷地发芽破土而出，有个声音在说"太糟糕了，放弃吧！"我偷偷地躲在一个角落，张世娜过来了，她那甜甜的笑容融化了我；璐璐、莎莎还有乔颖也转过身来，一声加油，一个建议，一句"家庭医生真是了不起！"，瞬间把我感动得一塌糊涂；王处过来了，"家庭医生制度是医改的重中之重，家庭医生守的是老百姓健康的第一道防线，家庭医生这个工作无人能代替，你们的故事、付出和收获应该让大家都知道，陆萍，你肯定行的！"

一句"你肯定行的"就像圣斗士得到了"升级武器"一般，困境中的颓废，不自信的对比，统统被抛在了脑后。虽然还是眼馋柯国峰和乔颖的演讲水平，着迷于周姐姐的优雅，感叹侯宵雷的霸气，佩服苏佳灿的选题和沉稳，但这时的我是带着那份学习和欣赏的态度。于是，新的角度，新的思路，就这样悄然而至。

接下来的几周，看各种演讲类节目，模仿动作，周日电视台排练。当其他小伙伴们都在进行细节上的精雕细琢时，我还在不停地写稿，改稿，可能我是这些选手中稿子修改最多的。我始终希望把老百姓对家庭医生的认知现状和家庭医生的日常工作最原始地呈现出来。时间很短促，但我已没有了刚开始的那份惴惴不安和消极，而是满满的期盼。我要做得更好，为自己，也是为所有的社区医生。呈现我们琐碎而不简单，平淡却不平凡的工作，将我们的喜怒哀乐原原本本地呈现在广大民众面前。

在这期间，我们19位演讲者始终在相互鼓励中前进，每次上台，大家都有不一样的进步，当然，我也不例外，更为重要的是，我越来越自信！

到了最后的正式录制阶段，我和柯国峰、乔颖被分到了一组，两位的演讲水平我都只能仰视。另外，看着台下年轻的观众，我也有点担心。如果台下是年龄偏大的观众，我的内容可能会引起更多地共鸣，但是对于刚刚起步的家庭医生制度，年轻人的接受度和认知度并不是很广，会不会出现冷场，毕竟最后要"摇一摇"进行投票的。

"妈妈，你讲得很棒，你只要和自己的过去对比就可以了！"这是我10岁的儿子给我这个老妈老气横秋地"叮嘱"。对啊，做最好的自己，只要努力过！

接下来的演讲过程水到渠成，我始终和台上的评委、台下的观众进行着眼神的交流，我可以看到他们沉浸在了我的演讲内容之中。当我现场提问时，他们积极地互动；当讲到故事中的感人处，他们的眼神是带着悲伤的。当我完成我的演讲，我可以看到他们年轻的眼神中对于家庭医生的那份肯定和敬意！

接下来的提问环节，我也感受到了3位导师对于家庭医生的那份肯定和敬意。贾伟平院长用"社区医生了不起"的评价向我竖起了大拇指；曹可凡老师的"纯真年代"让我倍感温馨；胡展奋老师的那句"灵魂的升华"让我顿感泉涌。最后的"摇一摇"环节和导师"举牌"投票的过程，其实对于我来说已经不再带有竞争感了，但是当最后的现场观众最高票数落到我头上时，我还真是激动了一回。

现在，我坐在电视机前，收看着自己的演讲，都有点不敢相信，台上那个虽然还是有点的"肿"，但眉宇间带着自信、自豪侃侃而谈的小妞会是自己。

先生说："老婆，你真棒！"

儿子说："老妈，你真漂亮！"

是的，自信的女人最美丽，自信的家庭医生更美丽！

- **曹可凡**：我想我们每一位医学生在踏入学校的时候，都学过希波克拉底的誓言。作为一名医生，你要竭尽全力，用认为对患者有利的方式对待他们，不能给患者带来痛苦和伤害。作为一名医生，首先你要是端庄的并富有良心，我觉得刚才听了陆萍医生的演讲后，确实感受到这一点。我一直说有两个职业是不能被污染的，一个是教师，一个是医生。如果这两个行业被污染的话，整个社会就会塌陷。

- **贾伟平**：把家庭医生称作为是健康卫士，是一点都不过分的，因为大医院的医生通常是救命的，当你的疾病到了非常严重的程度，他才需要用他的技术来挽救你的生命。但是，家庭医生是从出生一直到完成整个的生命周期，都可以为你服务的。刚才讲了很多让人动容的故事，这些故事都是对于老年人的护理和医疗看护。但是，家庭医生需要关注的是从出生、青年、中年，再步入老年，你作为一名家庭医生，这方面有什么设想吗？

○ **陆萍**：贾院长提到的这个问题，其实还是回到我说到的自编手册《高血压常见知识问答》。虽然现在参与社区健康教育的大多数是老年人，但其实还有一部分中坚力量需要我们去关注，这本书发放到居民手中后，反响特别好，另外配合微信公众号、短信和电话的形式让更多的年轻人参与其中；另外我们也走进学校，走进夏令营，与小朋友们"零距离"接触，实现家庭医生的全程管理。

- **胡展奋**：首先我想说，每个时代都有自己最可爱的人，如果说50年代最可爱的人是我们的志愿军的话，我觉得几十年以后，我们这个时代最可爱的人是我们的家庭医生。很感谢你为大家做了这么一个精彩的演讲，这是我第一个想法。第二我觉得对社区医生、社区医疗，它定位要准确，我觉得社会对这方面的认知是有问题的。是的，社区医生很多病是治不了，但是，我觉得他的定位不是治好疑难杂症，而是发现疾病。刚才在你的叙述中，患肿瘤的那个阿姨不正是被你发现的吗？所以，我觉得发现更重要。我们杂志社以前做过调查，我们发现很多疾病是没有必要千里迢迢到大医院去看的。一个手臂的脱位、普通的骨折，从新疆到上海来看病，这浪费了很多医疗资源，还有很多感冒类的小病也是不用去大医院的。我希望在我们大家的努力下，这样不合理的现象能得到改变。

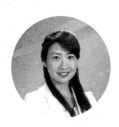

>>> **陈海燕**　复旦大学附属中山医院心脏超声科医生。

自从 2014 年她开设了一个"医笔医画"微信公众号，大家都亲切地称她"燕子医生"。燕子是个爱画画的医生，兴趣爱好与职业相结合，既科普又娱乐，画得不亦乐乎。她的漫画作品更是获得了新民健康大赛的二等奖。诸多国内外知名公众号纷纷联系她授权转载，微信公众号的粉丝和原创漫画阅读量也都破千破万，众多粉丝留言点赞。一时间，燕子医生也成了青年报的小人物典型案例，还在高大上的英文报纸上占了一整版。在上海电视台星尚频道的《印象百人》露了脸，还做客上海教育电视台的《健康大不同》。越来越多的粉丝都期待着她的科普漫画出下集，下下集。大家觉得喜欢和受用，燕子医生心里也暖暖的，再忙也会继续画下去。

连环秒杀案 ◁◀

　　大家都知道，燕子的职业是医生，如果有人看过燕子的原创漫画，那么对她的了解程度又可以深入到"燕子是个爱画画的医生"，但大家有所不知，燕子还有个秘密身份——侦探！

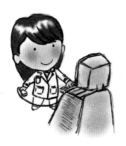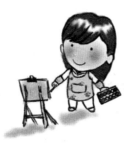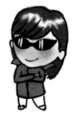

　　非但如此，燕子还师从大名鼎鼎的 B 八神探。B 八有个讨厌拍照的怪癖，燕子一直觉得就是因为这个怪癖，B 八才需要收一个会画画的徒弟，好用画笔记录现场；可是 B 八则一直强调是因为燕子学过疾病的诊断，有当侦探的潜质。

B八的神探称号不是盖的，断案子他是真心有一套，前不久他又破了一起大案。说到这个案子，我突然想问问大家：你们一般喜欢选择什么交通工具去旅游，是坐飞机、乘火车，还是自驾？

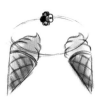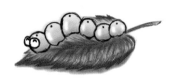

先不忙着回答，我们边看案子边思考。

乔丹，成功熟男，空中飞人，出差频率80%，"骨灰级"乘客，刷脸直接登机。可是，上个星期，从洛杉矶返沪的航班却成了他人生的最后一程。飞机着陆后，他和往常一样归心似箭，可是起身取随身行李时却应声倒地。

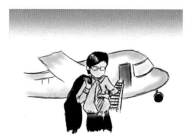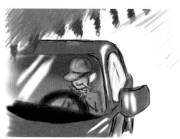

舒马赫，青年才俊，典型的理想主义，房车圣斗士，每天和家人车游世界。可是，上个星期，滇藏公路的尽头，当他稳稳地将车停妥后，那个华丽的起身——下车，却定格了他的人生旅途。

按照B八的个性，这两起案件都不足以引起他的关注，可偏偏接连地发生，勾起了他的兴趣。

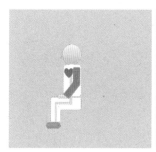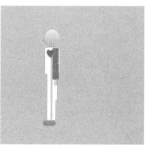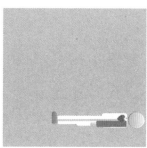

没错！他说，这是一宗连环命案，因为手法很相似！起身——极度痛苦——迅速死亡。

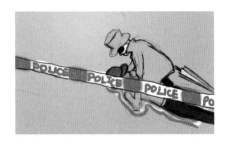

B八快速接手，现场的勘察发现患者的嘴唇有点青紫，B八怀疑死者生前可能发生了缺氧。

于是，他说服家属进行尸检，不出他所料，法医的鉴定结果是"杀人不见血"——两人的肺都因严重的缺血出现了大面积的坏死。

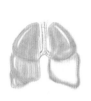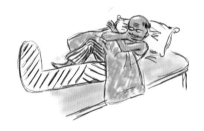

几乎同时，又有一位孤老离奇死亡，骨折卧床了好几个月，吃得香，睡得好，可病愈后的那个起身，却让老人家一命呜呼。

然后是一名怀胎十月的孕妇，紧接着一位执着的丁克女强人。他们的死都是——不见血。

燕子："师父！下一个目标该不会是咱俩吧，这男女老少，怀孕的，避孕的，实在让人摸不透，杀人动机究竟是什么？"

B八："看到了吗？肺的血管里有个塞子？""而死者腿部的血管里，我们找到了同样的东西！"

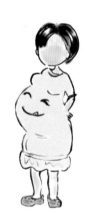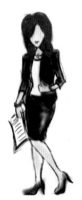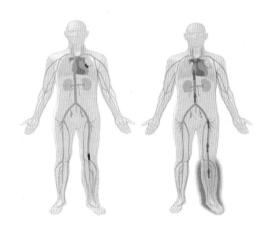

燕子:"血管里怎么会有塞子?!"

B 八:"确切地说是血块!腿部的血液要回到心脏,如同爬山,需要克服重力,当我们走路的时候,腿部的肌肉会有节奏的挤压、辅助。腿部长时间的禁止,血液会停滞并集结成块状。这就像我们煮饺子,只有持续地搅动才能防止它们黏成一大团。"

燕子:"我明白了!久坐后突然站立,使腿部的血块像火箭发射一样地一路向上,塞住了肺的大血管,导致大面积肺组织的坏死,秒杀了所有的死者!"

B 八:"对!就是这样!这就是五大秒杀型心脏病之一——肺动脉栓塞!所有的人都死于肺动脉栓塞!"

燕子:"可是孕妇和丁克女强人的死因怎么破?"

B 八:"孕妇的子宫压迫了腿部的血管,增加了血块形成的机会;而那个丁克,我从她的先生那里得知,她长期采用药物避孕,避孕药物有促进血块形成的弊病"。

真相大白,案子就这么破了。

案件一传开,一大波丁克心急火燎地跑去了医院,看中医的得到了一贴活血药,看西医的得到了一盒抗凝药,从此过上了远离肺动脉栓塞的幸福生活。

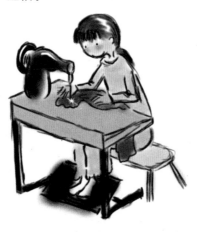

说到这里,大家是否还记得我们最初的那个问题:大家的出游方式是坐飞机、乘火车、还是自驾游?其实,不管以上哪种出行方式,都有久坐的问题,容易让"肺动脉栓塞"有机可乘。不过不用紧张,B 八神探要传授给大家一个保命动作。这个动作非常简单,先用力地抬起脚尖,再放下,记得要用力抬起,然后轻松放下,就这样反复循环进行,就像踩缝纫机踏板那样。做这组动作的时候,如果大家把手放在小腿肚子后面感受一下,就会发现腿部后方的肌肉有非常明显的一紧一松的变化。这就是 B 八所说的,我们走路时候腿部肌肉挤压、辅助血液回心的过程。

说到这里,相信大家已经猜到了,这其实是燕子又一个科普漫画,不知道大家是否喜欢并且有所收获。希望看完这个科普漫画以后，有更多的人走进"医笔医画"微信公众号，关注爱画科普的心超医生——燕子！

授人以鱼不如授人以渔

作为一名心脏超声医生，我像全中国所有的医生一样，承受着高强度的工作和科研压力。除了患者能看到的接诊治疗工作以外，我还需要利用工作之余与实验动物、细胞甚至分子进行周旋。我只能勉强地挤出时间给家人，根本不敢奢望经营一下自己从小的爱好。所以，自从进入医院实习到我再次拿起画笔经历了漫长的10年！而这时隔10年的落笔，为我的人生画下了奇妙的一笔。

回答一个很多人比较关心的问题：我并没有受过专业的美术培训，我所有的绘画技巧都来自9年制义务教育的美术课和学生时代兴趣使然的闲暇涂鸦。我并不比大多数人更了解高大上的梵高和毕加索，我所粉的都是些能嗅出饭菜香的漫画小品，当然这其中也不乏大家，比如朱德庸，比如丰子恺。漫画带给我的是会心一笑之后的意味深长。

这是一个难得的喘息，我小心翼翼地把分分秒秒捧在手心，坐到儿子身边。他是一个爱涂鸦、爱提问的小男孩。"妈妈，心脏是什么样子的呀？""妈妈，心脏在哪里呀？"他对所有的问题保持着好奇心，尤其关心妈妈和妈妈的工作。对于一个5、6岁的孩子，我要怎么跟他说心脏呢？于是，涂鸦式的对话就这样开始了，不求精确，但求无缝沟通——事实证明，这是一次成功的尝试。漫画大大优化了沟通的效果，几个回合下来，一个懵懂的小男孩俨然成了一个小小心脏专家。

2014年8月我的"医笔医画"微信公众号问世，儿子依然是我每一则涂鸦故事的"沙发"读者，有所不同的是有更多的人加入到我们的涂鸦式对话中来，无论是对话内容或者对话人数都像雪球一样越滚越大！我站在高高的雪球上，看到了前所未有的景象，同时也感到了一种责任与压力。

授人以鱼不如授人以渔，在医疗资源相对匮乏的当今，与其精疲力竭地提供补救性医疗服务，不如花些时间教给每个人一些简单有效的预防性医疗手段。这次的演讲，我的选题经历过非常大的调整，最终锁定在"肺动脉栓塞"这个疾病上。因为，它就像多年前的"心肌梗死"，生活方式的改变导致其发病率的直线上升，而知晓率严重不足的代价是大量的生命和劳动力的损失。但是，经过近十年的大力度科普宣教，喜人的变化我们有目共睹，"心肌梗死"成了百姓耳熟能详的疾病。如出一辙，生活方式的改变（如国际旅游的长途飞行）等诸多因素正使"肺动脉栓塞"的发病率、死亡率飙升，而这个杀手的名字对于每个人却是那么陌生。既然历史如此相似地重演，我希望那个悲剧之后的喜剧结局一样重现。"肺动脉栓塞"是波及人群非常广泛的致死性心脏疾病，但是预防并不难，治疗也很成熟。所以，我要站在《健康演说家》这个广阔的舞台上，大声地讲给尽可能多的人听，杀手很可怕，我们要提防他，更重要的是——我们有办法制服他！

《健康演说家》无疑是我迄今为止参加的最为顶级的科普类活动。在这次活动中，我结识了很多为了医学科普而努力的同道中人，也认识了很多为医学科普竭尽全力的幕后英雄。在这场高手如云的科普演说中，我们是并肩作战的战友！在这个物质极度丰富的时代，中国人的生活方式正经历着颠覆性变革，抵御诱惑、恪守良好低碳的生活方式，需要耳畔的逆耳忠言；在这个科学医学飞速发展的时代，人口结构的老龄化问题日益突出，人群慢性病的罹患人数占据了压倒性的优势，重预防、治未病显示出了前所未有的重要性；在这个信息大爆炸的时代，迎合人们心思的所谓保健知识铺天盖地，渴望健康的人们需要一双慧眼，确保自己不迷失、不受伤。这些正是我们战斗的目标和对象，我们要以健康卫士的身份倡导健康的生活方式，引导有效的预防手段，打倒错误的健康信息。《健康演说家》是一个好的开始，而每一位健康演说家都可以算得上是健康信息品牌化的先行者，我们的努力正是要打造一个值得信赖的医学科普品牌，让更多的人看到问题、看到方法、看到希望。我们不要久病成良医，我们寻求未病已良医！

互动花絮

● **贾伟平**：骨折以后骨髓里的脂肪也可以跟随血液循环堵在肺里从而诱发肺动脉栓塞，你有没有什么妙招呢？

○ 陈海燕：骨折的患者需要长期制动患肢以保证骨骼的愈合，在此期间存在严重的血液循环不良，因此需要给予适当的按摩促进血液循环。至于骨髓腔内脂肪进入血管导致肺动脉栓塞的情况，需要骨科医生在手术中严格控制血压等来避免，治疗则存在争议，主要是对症处理。

● 曹可凡：你既会画画，拥有一双绘画的眼睛，又是一名超声科医生。那你在查看超声屏幕的时候，是不是会跟其他人有所不同？

○ 陈海燕：我觉得不仅是超声科医生，所有的医生在诊断疾病的时候，其实就是像侦探一样，需要抓到一些蛛丝马迹，把疾病诊断出来就相当于侦探破案。另外，因为我比较喜欢画画，超声又是影像学。我以我的眼光将心超图像，融合卡通形象画出来在公众号上发表，大家看后都觉得这样的心超图像看起来也没有那么恐怖和无味了。

● 胡展奋：形成血栓的原因有很多种，如果我们在日常生活中加以注意，能不能避免或者缓解呢？服用阿司匹林是否有帮助？

○ 陈海燕：阿司匹林的确可以起到防止血块凝结的作用，推荐中老年人在医生的指导下服用阿司匹林。另外关于血栓的预防，刚才演讲中提到的像踩缝纫机一样的身体动作就很有帮助。现在由于生活条件的改善，生活中长时间保持坐姿的机会增多，导致了肺动脉栓塞发病率的攀升，以前超声看不到那么多肺动脉栓塞的患者。

● 胡展奋：多吃黑木耳会不会有帮助呢？

○ 陈海燕：黑木耳对降血脂是有一定帮助，当然它对降低血黏度也多少会有一点作用。

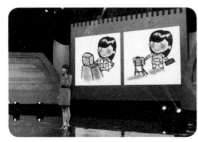
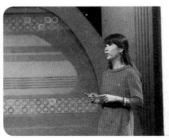

>>> **马璐璐**　上海市普陀区中心医院产房助产士。

以前，她只知道产房是一个喜庆欢乐的地方，因为这是医院里唯一承载喜悦与新生的所在。但是上班之后她慢慢发现，除了喜悦和成就感之外，更大的一部分是责任和风险。"特别是自己当了妈妈之后，就更加体会到一个孩子对于妈妈，对于一个家庭来说意味着什么，所以觉得自己肩膀上的担子更重，上班的时候就更加细心了。"

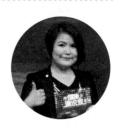

来吧，孩子 ◁◀

　　我是一名普普通通的助产士，每天在工作中聆听新生命呱呱坠地时的稚嫩啼哭，见证妈妈们历经辛苦后喜极而泣的幸福。每一天，过得充实而喜悦。都说产房里面故事多，可这故事里不仅仅有添丁之喜，往往还会惊心动魄。就在几天前，我就刚刚经历了一场惊心动魄的战斗，迎来一个分量十足的小家伙。

　　那天夜里，产房门铃一响，就迎进来一位已经疼到站立不稳、在灯光下连鼻尖都闪着汗珠的产妇，身高不算高，骨架也不太大，肚子却挺得特别大。听她的呼吸声我们就判断她宫口应该已经开大，一问又是经产妇，第一个孩子刚刚三四岁，还等什么呀——赶紧上产床。

　　上了产床，看着产妇高高挺起如小山一样的肚子，我们就特别担心：凭经验判断这个宝宝起码八斤半往上，人得很，可具体大到什么程度，她一没产检二没 B 超，我们还真说不出个准确数字。眼瞅着产妇宫口已经开大，怎么办？值班医生迅速为产妇做了一系列的检查，发现这位妈妈骨盆条件居然相当好，于是决定让她试试顺产。产科医生、儿科医生也迅速到场支援。很快，宫口开

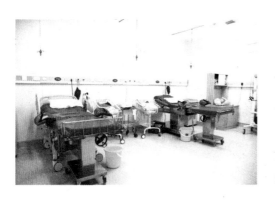

全看到宝宝的头了，当产妇开始跟着我的口令屏气用力的时候，我开始接生的双手，就感受到前所未有的重力冲击和非常饱满的质感——我知道，这将是一场考验我技术和力量的硬仗。随着产妇越来越强的宫缩和运用腹部压力，宝宝的头

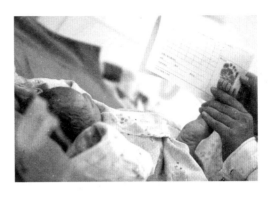

一点一点地出现在视野中。为了使宝宝在我双手的控制之下以最安全的方式和时机出生，我需要把自己所有的力量经由右肘这个支点传递到我的右手上，去承受宝宝的重量以及宫缩和产妇使用腹压所带来的所有压力。那一刻，我的世界就缩小聚焦到只有这个宝宝的头这么大的范围。非常幸运，在所有人的共同努力下，一个红彤彤、圆滚滚的胖小子终于被我艰难的拖拽了出来，上称一称足有九斤六两！听着他嘹亮的啼哭声，我的一颗心才算归了位，伸直了酸痛的老腰，我才注意到自己累到不停颤抖的双手和后背被汗水浸透的湿凉。

与大家分享这个故事不仅仅是让大家看个热闹，而是有话要说：顺产并非我们想象得那么可怕，女性的潜能是无限的，如此胖的宝宝都能平安顺产，你还有什么理由不鼓起勇气，向着顺产再迈一步。九斤六两的胖小子看着着实喜庆，但巨大儿的健康隐患和风险十个手指都数不完，所以准妈妈们怀孕期间一定不能无节制地进食，要合理饮食、控制体重、适当运动，做一个"轻"松孕妈妈，生一个健康的"标准"宝宝。所以，请大家一定要科学孕育、定期产检、坚定信心、尽量顺产。

提到顺产，很多女性都会怕，怕疼，怕顺产中各种各样的风险，甚至还有些90后的小妈妈们说怕产房里胆大心细的助产士。其实我们助产士是一群特别风趣也特别有爱的小伙伴。她们有的如花朵般年轻，有的已为助产事业奉献半生光阴。她们或高或矮或胖或瘦，但都有一样的腰椎毛病和时不时肩周炎、腱鞘炎发作的双手。大家都知道这些疾病需要我们好好休息，而这对我们靠双手工作的助产士来说却是完全不可能。当疼痛变得不能忍受的时候，我们只能依靠药物或手术来解决。所以我们经常彼此玩笑，说等我们老了、退休了，这份职业留给我们的，除了满满的回忆以外，大概还有这一身伤痛。

来吧，孩子

再给大家分享一个小故事，故事中的主人翁是我的师父，她是我最敬佩的助产士，且没有之一。记得有一次夜班，一位漂亮修长的皮划艇女运动员来生孩子，可能因为家人都不在身边，又是第一次生孩子，所以她显得特别紧张。大家都知道运动员的肌肉是特别紧实的，再一紧张，全身的肌肉都硬邦邦的，以至于痛了很久宫颈口都打不开，怎么安慰她都听不进去。正在我们都束手无策的时候，我师傅突然开始拉着她大谈皮划艇，从国际赛制聊到皮划艇构造，从运动员的饮食聊到国内运动员前景，俨然一个内行。宫缩来了就指导产妇呼吸放松，不疼了就接着聊天。果然，这位产妇在自己熟悉的话题领域里越来越放松，后面的顺利分娩也就水到渠成。等这位产妇生好以后，坚持要送我师傅一张她们皮划艇俱乐部的会员卡，我师傅这时才坦白说对皮划艇完全不感兴趣，产妇就特别惊讶"那您怎么会这么内行"，师傅对着产妇晃了晃手机，哈哈一笑："为了陪你聊天放松，手机百度了硬背下来的呗。"这位产妇出院的时候送来一面锦旗，上面写的不是仁心仁术，

也不是救死扶伤，而是一句话："我敬佩你们，因为你们的用心"。这件事情后来还有了戏剧性的发展，当时产房还睡了两位因为怕疼而打定主意第二天剖宫产的产妇，她们在见证了整个过程之后悄悄地跟我们医生说："大夫，要么我们也自己生生试看？"。

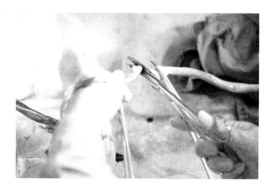

说到顺产与剖宫产，我这里必须要给大家看 2 个数据：一个是 46.2%，这是 2010 年世界卫生组织在《柳叶刀》上发布的中国的剖宫产率；一个是小于 15%，这是世界卫生组织推荐的剖宫产率上限。中国在抽样的 9 个亚洲国家中排名第一，是世界卫生组织推荐上限的 3 倍以上。中国女性果真就有一半人是生不出孩子而必须要剖宫产分娩的吗？当然不是！那么怎样才能顺利实现顺产呢？很简单，只要您走出 3 个误区，保持一颗恒心，就能轻松实现顺产的愿望。

◎ 误区一：多吃

中国人传统意识认为孕妇吃再多都不为过：一个人吃两个人补嘛。不吃

怎么能有营养，孩子胖了才健康！孩子胖了先不说你还能不能顺产，孩子胖了真的就健康嘛？妊娠期糖尿病、巨大儿、新生儿低血糖疾病等疾病都是由于孕期吃太多或者吃得不对造成。所以，孕期一定要合理饮食、控制体重，做一个"轻"松孕妈妈，怀一个与准妈妈身体条件相符合的健康"标准"宝宝。

◎ 误区二：多养

现在的家庭多是"四二一"模式，准妈妈一旦有孕，就被高度聚焦关注。被早早勒令不许上班在家养胎的比比皆是，什么不能久站、不能下蹲、不能干活、不能受累，俨然一尊"大瓷器"，半点都动不得。九个多月下来，很多准妈妈被养得珠圆玉润，而且由于缺乏运动骨骼韧带僵硬，如何生得出？所以说，适度的工作是完全可以胜任的，轻松的家务活也根本不是问题，如果在确保安全的前提下参与游泳、慢走、孕期体操等舒缓的有氧运动，那必然是极好的了。这些运动能帮助准妈妈舒缓身体、消耗多余热量、锻炼伸展盆底肌肉和韧带，有助于顺产。

◎ 误区三：不定期产检

准妈妈一定要定期科学产检，预防孕期并发症、科学规划、管理孕期。保持一颗坚持顺产的恒心和信心，做好顺产的心理准备，学习所有有利于顺产的放松方法，比如常用的拉梅滋分娩呼吸法等。

这些年我们一直在大力宣传提倡顺产，大家也都或多或少知道顺产对妈妈和宝宝都有好处，那么顺产具体好在哪？

¤ 顺产出血少、损伤低、恢复快。

¤ 顺产过程中子宫的收缩能让胎儿肺部得到锻炼，让肺泡表面活性物质增加，肺泡易于扩张，出生后发生呼吸系统疾病少。

¤ 子宫的收缩及产道的挤压作用，使胎儿呼吸道内的羊水和黏液排挤出来，新生儿窒息及新生儿肺炎发生率大大减少。

¤ 经过产道时，胎儿头部受到挤压、头部充血、可提高脑部呼吸中枢的兴奋性，有利于新生儿出生后迅速建立正常呼吸。

¤ 分娩阵痛使子宫下段变薄，上段变厚，宫口扩张，产后子宫收缩力更强，有利于恶露的排出，也有利于子宫早日复原。

¤ 免疫球蛋白 G 在顺产过程中可由母体传给胎儿，顺产的新生儿具有更强的抵抗力。

¤ 胎儿在产道内受到触、味、痛觉及本位感的锻炼，促进大脑及前庭功能发育，对今后运动及性格均有好处。

¤ 顺产母亲产后身体恢复也大大快于剖宫产，能有更多精力照料婴儿，乳汁分泌更丰富，能很好地完成婴儿母乳喂养。

¤ 顺产还能避免剖宫产手术带来的许多并发症和后遗症。

由此可见，顺产无论是对妈妈还是宝宝，都是好处多多，所以我们的准妈妈们更应该做好心理准备，尽量争取顺产。

没有比孩子更好的礼物，没有比妈妈更伟大的称呼，遇见孩子就是遇见最好的爱。我说这么多，就是想让大家都知道产房是一个什么样的所在，顺产到底是怎么一回事，希望我的讲述能让女性朋友们对生孩子这件事有一点更直观地了解，能多一份勇气，多一份信心，坦然地对肚子里的宝宝说一声"来吧，孩子"。

参赛感想

一场美丽的邂逅

接到上海教育电视台《健康演说家》节目邀请的时候，正是春江水暖、杨柳新翠的三月，软软的春风中我一边拂去飘落发间的柳絮，一边疑惑地翻看着收到的通知：我——一个日日三班倒、围着产妇转的普通助产士，要去录制一档电视节目了？那么问题来了：我要说什么？我要怎么说？

于是，在接下来的整个春天，我在上海市卫生和计划生育委员会、上海教育电视台一位位"大神"的指点和帮助之下，一遍遍地纠结我的稿件内容与表现方式。从孕期保健到分娩期注意事项，从顺产与剖宫产的优劣对比一直到最后定稿的产房故事——《来吧，孩子》。这期间，有太多的人给了我帮助和指导，而节目筹备过程中的辛苦、录制时刻的畅爽、收获知识与友谊的富足感，值得我珍藏终生。没有想到的是，这一档节目，引发了我身边医务人员与朋友们的热烈讨论与思考，在我的身边未播先热。更有同学断言，这一节目的意义之大，绝非"收视率"三个字可以总结说明。

曾记得大学老师跟我们说过，在美国纽约东北部的撒拉纳克湖畔，镌刻着西方医生特鲁多的铭文："医生，有时去治愈；常常去帮助；总是去安慰。"老师曾说这句话总括了医学之功：说明了医学做过什么，能做什么和该做什么；也告诫我们，医生的职责不仅仅是治疗、治愈，更多的是帮助、安慰。作为医学生我们每个人都对希波克拉底誓言耳熟能详，而希波克拉底也曾经说过：药物和语言都是治病的工具。所以在这里两位前辈的语言可以做一个完美的结合：语言不仅是用来安慰、治疗患者，也得用来教育患者，使其获得治病的知识；语言还可以传播保持健康、规避疾病与损伤的技巧，可教育普罗大众，使尽可能多的人群获得健康资讯、了解保健知识，帮助大众实现自我健康管理。而我认为，这正是我们医务工作者另一个不可忽视的社会作用。我们知道，医学是面向人而生的，是为了呵护人类健康、解除人类疾病而产生的一门科学。就本质言之，医学是为了人、为着人的。过去，医学所要救助的目标一直是生病的个体，而非人类这个物种，而当今医学，早已从"治已病"向"治未病"努力进展。但这个口号喊了很多年，至今，我们仍旧只能称自己"正在努力中"。但是，从参加《健康演说家》节目的筹备录制开始，我切切实实感受到社会各个领域的有志、有责人士为实现这一梦想做出的每一步努力。

在这个节目中，我们脱掉白大褂，站在舞台上，面对镜头畅所欲言。工作中，为应对庞大的就医人群，我们分给每一位患者的时间被压缩到以分秒计算：询问病史、查看化验、诊断、治疗……一步步严谨的程序过后，早已没有与患者哪怕多说一句话的时间，有太多的叮嘱与建议我们来不及说，但在这档节目中，我们可以一吐为快。而这样的倾诉方式和表现舞台从未有过。

在这档节目中，19位青年医务工作者铿锵发声，传递健康讯息、传播健康知识、击破谣言与误区、引领健康时尚。在这里，我们放下处方笺、手术刀，摘下听诊器、检查手套，用"语言"这一无形的工具和武器，打响另一场战争。《健康演说家》，为我们提供了这样一个战场，让我们能够将健康宣教与健康科普以更有激情、更有魅力的形式展示于公众，让医学科普更有趣、更有观赏性，更能展示青年医生和医学知识的双重魅力。

大爱这一档节目，因为她将我们医生紧绷的神经从成堆的病例、高负荷的门诊中暂时抽离出来，让我们回忆起我们肩上的另一重责任：参与健康科普、传授健康知识。大爱这一档节目，因为她让我体验到原来我们不仅仅可以在无影灯下的手术台上救治疾病、挽救生命，还可以在聚光灯下的绚丽舞台传递健康、展示风采。大爱这一档节目，因为她让我认识了一群可爱的青年医生，虽然专业不同，但各个担得起"精英"二字；她让我认识了一群敬业、专业的电视人，让我的视野更加开阔，收获颇丰；她让我体会到卫生系统上上下下对健康科普的重视与支持，付出与努力。大爱这一档节目，她让我的人生变得丰盈。大爱这一档节目，她仿佛是严谨医学与电视艺术的完美结合，仿佛是语言艺术与健康科普的精彩呈现，是我生命中一场美丽的邂逅。

曾经站上这个舞台，我无比荣幸，即便走下舞台，我依然牢记我两肩的职责：救治疾病、传递健康。健康科普，我们任重道远。感恩《健康演说家》，我最美的邂逅。

互动花絮

- **曹可凡**：让每个生命能够安然地来到这个世上，这是一个平凡的工作，但是却具有不平凡的意义。你自己也是做妈妈的，是不是当你在接生每一个孩子，手里捧着这个孩子的时候，都是像对待自己的孩子一样，心中充满着无限的爱？

- **马璐璐**：有，特别是自己做了妈妈之后，这种感触就非常深。尤其是当我们遇到分娩过程不太顺利的情况，当我们问产妇："你坚持自己生吗？如果你很坚持的话我们会给你时间再试一试？如果你觉得自己没有力气了，也可以选择剖宫产。"这个时候，妈妈们都会问我们到底哪一种方式是对宝宝好的？产妇在自己非常痛苦的情况下优先考虑的也是孩子的健康。每当她们说出这样的话我们都深有感触——其实当妈妈真的不容易！

- **贾伟平**：产科被称为朝阳行业，但是很多的助产士会选择转行，就是因为腰椎间盘突出症等职业病，在工作中没有办法承接那么多需要托住的生命之重的压力。大家看到大胖孩子的时候都会觉得很开心，其实这并不是一件好的事情。标准的婴儿出生体重应该控制在 2.5 ~ 4 千克，一方面是有利于产妇顺产，更重要的是有利于孩子将来整个生命周期很多疾病的预防。太胖的孩子就有可能是糖尿病的高危人群，所以我们在孕期就应做好腹中胎儿糖尿病的预防工作。

- **胡展奋**：通过你的演讲我想向我的太太致敬，我太太当时就坚持顺产，她说："如果有条件我要做个完整的女人"。她的观点是否符合现在的观念？
- 马璐璐：是的。我们现在更加提倡顺产，对母亲和胎儿都非常有益。我还要告诉大家，当你生日的时候其实是你妈妈最痛苦的那一天。所以当你生日的时候一定要认认真真挑一份礼物，回家告诉妈妈——老妈，您辛苦了！

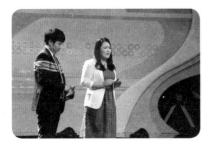
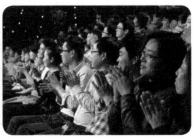

来吧，孩子

>>> **乐 飞** 上海交通大学医学院附属瑞金医院普外科医生。

在日常的医教研工作外，自己对语言类的社会活动十分地感兴趣。在校读书期间就一直担任主持人，曾经单枪匹马英文主持国际学术会议的开幕式。我最享受周末，因为我规定我家的 Sunday 就是 Son Day，除了值班，我都会和夫人陪儿子小 Happy 一起去公园玩耍。外向的我会享受独自阅读的乐趣，喜欢读历史，酷爱追美剧，在安静中积蓄着能量。外科医生不一定都是高冷的，我就是个例外。外向，搞笑，热爱手术，喜欢表达，注重家庭。这就是我——乐飞。

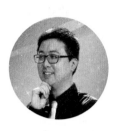

"肠"治久安 ◁◀

　　这次我想和大家谈一谈关于肠癌的话题。但在开始这个话题之前，我想请大家和我一起来思考一下这个问题：肠癌离我们到底有多远？

　　我不想用冷冰冰的学术图表来告诉大家：在未来的 15 年里，仅年轻人的肠癌发病率就会比现在翻一番。我只想跟大家讲一个发生在我身边的真实病例：我的一位好朋友，是一个可爱小朋友的妈妈。她不幸罹患 III 期肠癌时，还不到 30 岁！好在发现及时，手术也很成功，现在一家三口，也是其乐融融。所以有时不禁在感慨：肠癌离我们的距离，并没有想象中的那么远。

　　长久以来，肠癌都严重威胁着人类的健康，乃至生命！世界范围内，肠癌在男性和女性的恶性肿瘤排行榜中分列第三和第二位；在中国，排名则分列第五和第三位。有人说，这个排名还可以啊，没有欧美那么严重！但据专家预测，在未来的 10 年，中国的肠癌年均增长率将会高达 7%，这强劲的涨势，丝毫不让时下如火如荼的沪深两市！再关注一下我们每天生活和居住的上海：无论男女，肠癌的排名都飙升到了第二位，并且还保持着年均 2% 的增速！ 2015 年 4 月的一则《解放日报》新闻说：肠癌的发病"增速最为显著"，也算是获得了"最快进步奖"。套用时下一句流行语来说：这肠癌，也是蛮拼的！

　　概括一下，导致肠癌的危险因素主要有两大方面：饮食习惯和生活方式。

举个例子吧，2014年的一部《来自星星的你》红遍了全中国，而一道啤酒炸鸡，更是在一夜之间风靡全国。拥趸和粉丝为了品尝到啤酒炸鸡而排队排到人憔悴的场景屡见不鲜。但这样的食物健康吗？

很遗憾，以啤酒炸鸡为代表的这类食物就是在医学上称之为"两高一低"的不健康饮食。高脂肪、高蛋白、低纤维素饮食会在体内产生较多的有害代谢物，进而刺激肠道上皮，最终导致肠癌的发生。作为专科医师，我担心的是：你在街边吃炸鸡，肠癌却在逼近你！

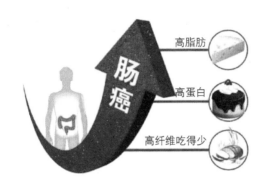

○ 良好的饮食习惯＝远离肠癌

那么良好的饮食习惯应该是怎样的呢？

应该是一种结构合理的金字塔：以富含纤维素的谷物和粗粮为提供能量的基础，继而辅以动物的肉、蛋、奶提供蛋白质，同时摄入足够的新鲜瓜果和蔬菜，再辅以少量的精细食物。健康的饮食习惯正是我们抵御肠癌最为有力的武器！

○ 不良的生活方式＝诱发肠癌

再说一说生活方式。我的一位白领同学告诉我他的一天是这样度过的。早晨7点，挤着地铁一路晃到公司——没有运动；到了办公室，朝九晚五，格子间里，电脑面前，一坐一整天——依然没有运动；好容易熬到下班，在家里一边吃着外卖的啤酒炸鸡，一边坐在电脑面前追剧，一坐就熬到后半夜——还是没有运动；追完剧，关上电脑，还要再玩会儿手机，才会恋恋不舍地睡去，已经不记得上一次在12点之前睡着是什么时候了。就这样，没有运动的一天结束了。就这样，没有运动的一天又一天，周而复始！大家可能会觉得这样的生活方式似曾相识。的确，这种生活方式正是当下千千万万都市人生活的一个缩影。由于严重缺乏运动，肠道蠕动随之减弱，此前产生的有害代谢物得以长时间反复刺激肠道上皮，成为肠癌发病的主要帮凶！

所幸的是健康的意识在另一群人的心中还占有一席之地，时下夜跑在白领群体中就很流行。我有一个运动狂的师兄发朋友圈找小伙伴周末骑行100公里，运动量之大，不仅吓得当时没有人报名，直到现在，连点赞的人都没有！那么问题又来了：多大的运动量比较合适呢？根据美国运动医学会的推荐，每次30分钟，每周3次，心率不超过130次/分钟的运动最为合适。

总结下来，想主动预防肠癌，上海交通大学附属第六人民医院院长贾伟平教授首倡的六个字"管住嘴，迈开腿"在这里就很适用。

◎ 肠癌的早期危险信号

作为一名专科医生，我还要帮助大家学会识别早期肠癌的危险信号。总结下来就是一句话："排便习惯的改变"。怎么理解呢？就是不明原因地出现的慢性便秘、慢性腹泻，或者腹泻与便秘交替，慢性排便带血之类的情况。小时候，父亲总在考前叮嘱我：考试的时候，千金难买回头看！现在我要把这句话送给大家：朋友们，冲水之前，千金难买回头看啊！你要是发现它总是不按牌理出牌时，就要警惕了。这时你就需要去寻求医生的帮助了。

◎ "三个一"让肠癌无处遁形

医生的武器有很多，在这里我只说"三个一"：一根手指，一根镜子，一把手术刀。

一根手指就是直肠指检。在此，我想问问各位，你们在参加单位组织的体检时，有没有拒绝外科医生做直肠指检？由于有一定的不适感，我相信拒绝的朋友不在少数。但大家要知道，外科医生的这根训练有素的专业的手指可以早期发现半数以上的直肠癌。由于一些特定的原因，有人戏称它为"金手指"，但我觉得并无不可，因为它能够救人性命！手指虽好，但毕竟长度有限，而大肠的平均长度是1.5米，这时我们就需要借助于肠镜了。

肠镜可以检查全部范围的大肠，在直视下，让病变无处遁形，早期的病变还可以在肠镜下就得到治疗，检查、治疗同步完成，一举两得！

若肠癌已然形成，我们就需要用手术刀去解决问题了，长久以来，患者都认为我们开刀是很血腥的。但你们"万万没想到"，现在我们的微创手术最大的切口也就 4 厘米，比起以前动辄 20 厘米以上的切口，创伤小了很多很多。由于康复得快，住院时间也随之显著缩短了。

最后，我诚挚地希望通过上述的内容，帮助大家养成良好的饮食习惯和生活方式，学会识别肠癌的早期危险信号，永葆健康，"肠"治久安！

一波三折，返璞归真

今年我十分荣幸地参加了上海教育电视台的《健康演说家》节目，全程一个月的时间里，作为演讲者，我也是历经一波三折，最后才学会返璞归真。

先说"一波三折"吧，总结下来就是从"自信"，到"碰撞"，再"重生"的三个阶段。

刚接到参赛通知时，我可谓是"自信"满满。因为自己有一些语言类活动的经验，当过主持人，拿过最佳辩手，演讲、朗诵比赛都获过奖。做健康讲座的经验也不少，最大规模的一次是应邀在某世界五百强高科技企业给 500 位员工做健康讲座。一直以为自己会科普，就很利索地从电脑里翻出自己最得心应手的一份关于预防肠癌的稿子，交给了我的"经纪人"袁莉老师。

然而迎接我的却是一场思路的"碰撞"。在节目组集体讨论后，袁莉老师把节目组的意见反馈给了我：讲稿内容求全责备，学术范儿过浓。连续好几天，袁老师和我通过电话交流，逐段逐节地修缮架构、研究创意、推敲用词、打磨细节，最长的一次电话打了 52 分钟，完成那次修改后，已然是子夜一点！这样一个"碰撞"磨炼过程后，我才发现原先的那份"得意之作"，在很多表述方式上只是我自己感觉"极好的"，换句话说，就是没用普通人的思路去说普通人的话。跟专业人士说清楚专业问题的难度并不大，难的是用平实易懂的语言跟广大群众说清其中的道理。

在节目组各位老师的无私帮助下，我认真地跟他们学习科普的表达方式。前前后后，七易其稿。虽赶不上"批阅十载，增删五次"的恢宏气度，但我的那篇"'肠'治久安"讲稿也算是涅槃"重生"了。不仅让观众们能够听懂我所说的每个字、每个词，更能在听完后记住"两高一低""六个字""三个一"之类通俗易记的防病小诀窍。考虑到观众群体中的年轻人，还兼容并蓄地加入了时下一些网络流行语，以期拉近我们之间的距离。

一次试讲，两次彩排后，我们19位选手终于迎来了正式录制的两天。大家都铆足了劲儿，在舞台上发挥得都比彩排时还要好。我作为第一天最后一个上场的选手，在一位位同道的精彩演绎后，心跳还是不由自主地加快了。幸运的是，我是"人来疯"型的选手，音乐一起，灯光一照，就什么也不想了。古代侠士的最高境界就是人与兵器合二为一，那天晚上我和我的演讲浑然一体，在互动环节也和贾伟平、曹可凡、胡展奋三位点评专家交流甚欢。作为唯一获得全场三位评委全票支持的讲者，我感觉更快乐的是：我终于学会了科普！

最后，我还要重点感谢一位年轻的朋友，也是我的患者。在征得她的同意后，我将她的案例放到了我演讲开场环节里。她同意的理由很简单：她说她的病情让她自己受到了很大的震撼，希望我能够用她的例子去帮助更多的人。那天，她说完这一席话后，我在感动之余，又想到了另一个年轻的患者，同样是不幸罹患肠癌，症状也很典型，却没有引起重视，就诊不及时，最后连手术的机会都没有了。截然不同的两个结果，让我在这次活动后明白了一个道理：当代的医者，不能只是待在医院里等着普通百姓变成患者后"走进来"，更应该主动"走出去"。像我们这19位讲者一样，把科学的养生防病观念普及到更为广泛的受众中去，从源头上减少他们变成患者的机会。

能够成为《健康演说家》第一季的讲者，我们19位青年医务工作者也算是"黄埔一期"毕业的幸运儿了。衷心希望《健康演说家》这档节目可以一直办下去，让上海医学青年可以继续在这个科普舞台上，用返璞归真的大众语言，将科学的健康观念广而告之，深入民心。

互动花絮

- **胡展奋**：生活方式不当的话，可能会引发肠癌。我们从很多阅读中可以看到，情绪低落也会引发肠道的不适。你能不能解释一下，情绪与肠道健康有没有关系呢？会不会诱发肠癌？
- ○ **乐飞**：从西医的角度来说，我们的情绪波动会引起交感兴奋，进而抑制副交感神经导致胃肠道蠕动的减弱。所以很多人在焦虑、抑郁、愤怒的时候就会吃不下东西，长此以往就会造成肠胃道的慢性疾病，所以我觉得养成良好的情绪是非常重要的。

- 贾伟平：情绪对于肠癌一定有影响。不得肠癌首先要做到肠道通畅，当情绪紧张或者压力过大时，也会改变我们的排便习惯。情绪紧张时小便会增加，这也是交感神经兴奋的表现；同时，如果长期处于精神压力之下，大便也会不正常，这样肠癌的隐患就很高。高蛋白、高脂肪、低纤维素饮食会诱发肠癌，譬如提到的吃炸鸡和啤酒，那么韩国人的肠癌发病率是怎样的呢？你提出的"三个一"的疗法非常好，那我想知道，外科医生自己每年接受这样体检的人有多少？

- 乐飞：韩国人肠癌的发病和中国人有相似的演变过程。韩国以前也是胃癌偏多，而且现在这个比例也不低，因为他们喜欢吃泡菜，而高盐和腌制的食品往往是导致胃癌的危险因素。随着韩国经济的腾飞，胃癌的发病率下降了，肠癌的发病率却上升了。证明饮食习惯和生活方式的改变可以引起肠癌发病率的增高。关于体检，外科医生自己接受的比例也不是百分之百，有时候会干脆做次肠镜。如果家族有恶性肿瘤史的话，这样的人群就属于高危人群，建议这些人群要早期进行筛查。

- 曹可凡：导致大肠癌的疾病原因实际上就是生活方式，而且你也告诉了大家一个很简单的诊断肠癌的方式。作为医生来讲，我觉得最重要的是要把这个重点抓住，我觉得这点你非常出色。

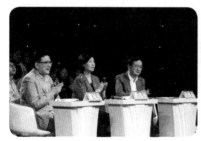
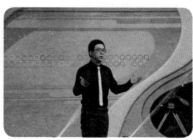

>>> **梁 磊** 第二军医大学附属长征医院脊柱外科医生。

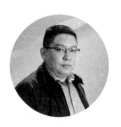

选择了从事严谨而且细致的脊柱外科这个专业，这让我这个东北人的性格中多了一份细腻和柔和。我热爱阅读也热爱旅行，可是由于平时工作比较忙，只能在工作之余多读书，旅行常常就只能成为一个美好的愿望。但是这并不妨碍在我的性格中充满了阳光和乐观，我也愿意把这种阳光和乐观带给我的患者们。我热爱我的患者，我的患者也信任我。我认为，在战胜病魔的道路中，医生和患者应该是志同道合的战友，应该多一些理解和认同，关爱与豁达。

谁动了我们的颈椎 ◁◀

近年来，颈椎病已经成为名副其实的常见病和多发病。我们来看 3 组数据：2012 年，上海中医药大学附属龙华医院的一项调查提出当时上海市颈椎病的发病率为 12.3%；2014 年，媒体报道北京市颈椎病的发病率已上升到接近 20%，这意味着每 5 个人中就有 1 人受到颈椎病的困扰，而在一些特殊人群中这一比例更是高得惊人；2015 年，杭州媒体报道，杭州科技人员颈椎病发病率是平均水平的 3 倍。

◦ 颈椎病的发生

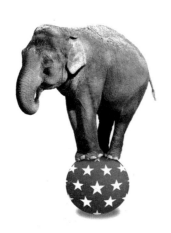

为什么有这么多人得颈椎病呢？是谁动了我们的颈椎呢？答案正是我们自己。

这和我们的生活方式和工作习惯有关。要说我们中国人的一生真的非常辛苦。大家想想，学生时代刻苦读书，参加工作加班加点，为了家庭废寝忘食，一点休息也就是躺在床上看书、看电视。参加点儿体育活动还是深受广大民众喜闻乐见的——打麻将。在这些活动中，颈椎长时间处于一种僵化固定的前屈状态，这种姿势恰恰是和颈椎的生理曲度相反的。更重要的是，颈椎还时刻承担着他的顶头上司——头颅的重量。如同这幅图，大象代表了头颅的重量，而颈椎就是可怜的皮球。长此以往，颈椎会发生什么变化呢？

颈椎的前半部分由椎骨和中间的椎间盘构成。我们取其中一个部分看，看它的样子像什么？是不是像一个汉堡，两片面包夹一块肉饼。同样，两个椎体和中间的一个椎间盘构成了颈椎的一个基本单位。试想，我们把这样的几个"汉堡"叠加起来，当长期应力反复作用并最先突破的薄弱环节就是椎间盘，从而诱发椎间盘突出。

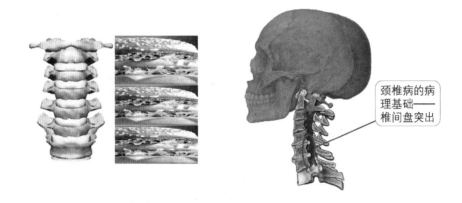

颈椎病的病理基础——椎间盘突出

一辆汽车刚买的时候光鲜靓丽，可是用过十几、二十几年，也许就会变得破败不堪。这种现象发生在车上叫折旧，发生在人身上叫退化。退化是一种自然现象，本身不是病，但长期退化引起的椎间盘突出压迫到神经，就引起了颈椎病。

很多人认为，只有脖子不舒服才是颈椎病。其实不然，上肢、手指麻木无力；握笔、用筷子不灵活；下肢无力、行走不稳；"束带"感、"踩棉花"等才是颈椎病的典型症状和体征。所以在门诊我们经常问到患者的问题是"手麻不麻""没病走两步"。这里面除了最后一条——病理征，需要专科医生检查外，其他都是可以自己观察，如果这其中的几条在您身上反复出现，那就需要高度警惕是不是真的得了颈椎病，要去医院检查一下。

◎ 颈椎病如何预防

在国内某网购平台输入关键词"颈椎保健"，发现相关商品有 8 万多件，其中不乏一些抓人眼球的宣传。其实颈椎病的预防并没有那么复杂。传统医学讲究"治未病"，现代医学提倡"预防为主"。特别是像颈椎病这类退行性疾病的发生是日积月累的结果。因此，最理想的预防办法就是纠正不良姿势习惯，特别是注意坐姿的角度、眼睛与观察对象的距离和角度。另外，再正确的姿势也不能长时间的保持不变，要适当活动一下颈椎。

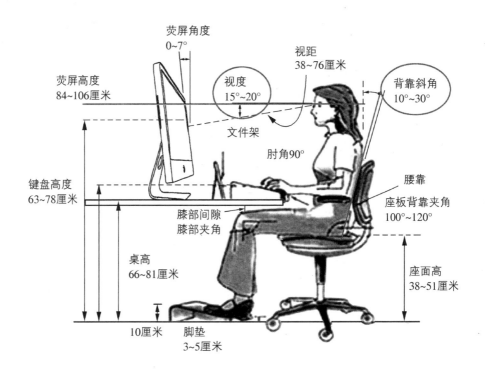

◎ 颈椎病拍什么片

　　颈椎病患者去医院就诊时，最需要带也是最重要的资料就是影像学检查结果，俗话说就是带"片子"。一般来说，颈椎病通过 X 线片和磁共振（MRI）检查就可以基本诊断并可指导治疗及估计预后，必要时再加做 CT 检查作补充。影像学检查的误区主要有两点。其一，不是片子拍得越多越好，许多患者，尤其是跑了许多医院辗转就医的患者，经常拿着大量片子，他们有的是到医院就诊仅为拍一次片子，有的是一个月内拍多次片子，造成很多浪费。其二，许多朋友认为 MRI 和 CT 检查比 X 线平片技术更先进、更高级、看得更清楚，就诊时 MRI 和 CT 片子一大堆，而唯独没有 X 线平片。其实这是本末倒置！ X 线片是最基本、最重要的颈椎病检查手段，还有助于对发育畸形、强直性脊柱炎相关疾病进行鉴别。此外，在其他医院的就诊记录、检查报告也都是非常重要的就诊资料。

◌ 颈椎病怎么治

前面我们讲的是颈椎病的预防办法。但是"日防夜防，防不胜防"，一旦不幸罹患颈椎病，该怎么治。

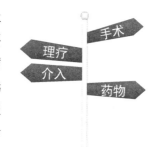

我们常常面对的是这种状况，众说纷纭，让人不知道该听谁的好。不过不管听谁的，首先要相信科学，相信医学。千万不能盲目诊治，没病治成有病，小病治成大病。实际上颈椎病可以选择的治疗方法很多：颈部制动、物理治疗、口服药物、功能锻炼、手术等。实际上，大部分门诊患者，特别是年轻人的所谓"颈椎病"很多都是颈部肌群疲劳、关节劳损后的表现，严格意义上讲还算不上是颈椎病。对于这种情况，我通常给我的患者这样两条建议：一是理疗，最好是热疗，最简单的就是冲冲热水澡；第二就是进行科学的运动锻炼，我们推荐的是游泳，特别是蛙泳。

只要我们掌握了颈椎病的基本常识，注意日常保健就能远离颈椎病。我们的颈椎谁也拿不走，我的颈椎我做主！

参赛感想

我们为什么要做医学科普

这次参加《健康演说家》活动，上海教育电视台的节目组让我以"大白"的造型开场。起初接到这个创意，特别是穿上厚厚服装活动起来感到并不是十分习惯。随着活动的不断进行，特别是当我和其他"演说家"有了进一步的交流之后，我体会到，上海市卫生和计划生育委员会将我们19名来自上海市各个医疗单位、从事不同专业的同道聚集在一起做一项基于大众传媒的科普公益活动，并非仅仅是宣传一些防病治病的常识和技巧，更重要的是传递一种信念和诚意，那就是医学并不冰冷，医生同样充满了人情味。我们医务工作者不但愿意为广大民众提供优质的医疗服务，也愿意用我们的真诚去温暖患者的心灵。从这个角度来说，19位"演说家"组合起来就是一个功能齐备的医疗"大白"，而每位"演说家"也都可以成为一个暖心的"大白"。

这也正是我本人在工作之余，坚持做医学科普的初衷。一段时间以来，医患关系和医患矛盾一直是整个社会的热点话题。根源之一是医患双方对医学知识和医疗信息掌握得不对称。针对这一问题，我和我的同事们尝试"关口前移"，把一些常见病、多发病的基本常识和就诊策略提前传递给广大民众，使大家在就诊前对病情概况、基础检查等方面有所准备。这样一方面可以克服患者求医的盲目性、避免多次奔波，节约了时间成本；另一方面也能省去医生在门诊对一些基本常识问题的反复解释，有效提高了诊治效率。这样的活动我和我的团队还要继续下去，实现"医患双赢"就是我们的出发点和最终目标。

> ## 互动花絮

- **胡展奋：**我的颈椎病症状是左手有点麻，脖子有些不舒服。你能不能用简单的方法来告诉我，如何才能缓解我的颈椎病？
- ○ **梁磊：**首先我认为您不一定就是患有颈椎病。临床上，诊断患者是否罹患颈椎病一定要结合症状、体征和影像学三个方面的检查结果。缓解您提到的相关症状的方法非常简单，抬高您的电脑，多仰望天空就可以了。

- **贾伟平：**如果是头颈部不舒服，大家就比较容易想到可能患有颈椎病。但是如果仅有手麻、眩晕或者身体上的其他表现，就很容易被误认为其他疾病。你认为手麻最容易和代谢疾病中的哪一个联系在一起呢？
- ○ **梁磊：**糖尿病会有周围神经病变，医生在询问病史的时候一定要核实患者是否有糖尿病病史，综合判断手部麻木是由周围神经病变造成的，还是中枢神经病变引发的，它的表现应该是有差异的。

- **贾伟平：**我们很多糖尿病患者因为身患糖尿病，反而忽略了颈椎病本身带来的危害。我碰到有糖尿病病史而出现手部麻木的患者，我会告诉他们，

80%的可能不是因为糖尿病产生的周围神经病变，可能是颈椎有问题。所以我想这两方面我们医生要有共识。骨科医生碰到这样的患者首先要甄别是不是糖尿病的周围神经病变，代谢病医生要甄别是不是因为颈椎病引起的症状。

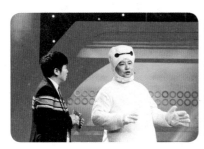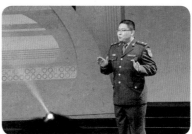

>>> **王丹茹** 上海交通大学医学院附属第九人民医院整形外科主任医师。其实美容手术最重要的就是安全、效果好、痛苦小。一个好的整形外科医生，不是在用手做手术，而是用心。美是感觉，而不是数据，我比别人更了解美。请记住，容貌永远不是生活的全部。我创造美，我更会帮你发现你的美。

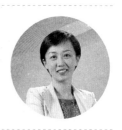

整形，你不知道的秘密 ◁◀

许多明星都演绎着"不老的传说"。你们一定很好奇，为什么她们能够逆生长呢？她们是不是"整"过了呢？今天，我就来和大家说一说关于整形，你不知道的秘密。

现在是一个刷脸的年代，近来流行一句话叫"有颜值，就任性"。所以面对就业、婚姻、成功、幸福等等的压力，有些不够自信的人们，就会来找整形医生提升颜值。最近各大媒体都报道了"轻信真人秀，赴韩整容失败"的三个女孩。她们原本很漂亮，赴韩整容之后，换回的却是被毁容的模样，现在为了这张脸，四处维权。而在她们背后，是如此惊人的数据，据中国消费者协会统计，每年有近两万起美容相关投诉，所以坊间出现了10年毁掉20万张脸这样的推算！

到底是为什么这么多的女孩子没有达到预期那样"duang""duang"的效果呢？又为什么美容变毁容了呢？我认为是广大民众对美容理念、美容方式和美的期望存在理解误区。

◎ 误区一：美容理念

首先，我想问问大家，你们认为影视界的"四小花旦"哪位最美？我想我会得到四个不同答案。"萝卜青菜，各有所爱"嘛。审美其实是一个很主观的感觉，美是容貌、气质、才华的综合，具有性别、年龄、种族等差异。当然，容貌美存在客观标准，比如大家熟知的三庭五眼，但，这些数据能堆出美来吗？容貌美是多元化的，具有鲜明的个性特征。所以，整形，只是帮你放大和发现你自己的美，而不是照搬别人的眼睛和鼻子。

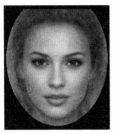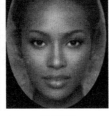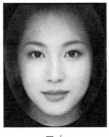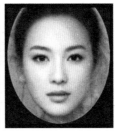

| 高加索裔 | 非洲裔 | 日本 | 中国 |

◎ 误区二：美容方式

那么，知道了什么是美，可是怎样才能变得更美呢？大家可能会想到一些整容手术，诸如当今比较普遍的开双眼皮、垫鼻头，还有这几年流行的注射美容。打针，变美，一切真的就这么简单吗？前两天，有位大学女教授来看我的门诊，她在网上购买了美容注射产品，问我该怎样对着镜子自己打。老实说，作为医生的我，当时就无语了。这件事启发了我。我特别想在这里向大家强调，注射美容也属于医疗的范畴。别说是在家，就是生活美容院也不具备最起码的无菌条件，根本不能开展这一类项目。当然也不是美容师、上门服务的江湖郎中可以动手的，只有具备执业医师资格的整形医生才能操作这类医疗美容。

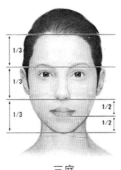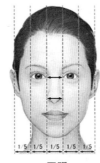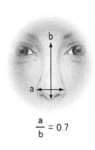

| 三庭 | 五眼 | $\frac{a}{b} = 0.7$ |

问题又来了，注射美容，到底注射点什么呢？肉毒素有毒吗？羊胎素、活细胞、微晶瓷靠谱吗？目前全球整形外科医生认可的医用注射物，恰恰是

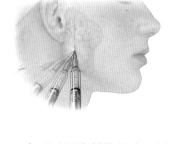

带有"毒"字的肉毒素和不是尿酸的玻璃酸钠。肉毒素用于美容注射已经十多年，可以用来减轻皱纹、瘦脸、瘦腿等。玻璃酸钠是最强大的保湿因子，可以用来修饰脸部轮廓、垫鼻子、垫下巴等。这两种注射物都是可以被我们人体完全吸收和降解的，是十分安全的。

由于医用注射物的流通渠道被国家严格控制，所以市面上出现了很多假冒伪劣的违规产品。在"地下"整形界，用这些材料，不仅不能带来美，还会损害身体的健康，甚至可能造成永久性的畸形。即便是使用了正规产品，但注射技术不专业，也会产生非常可怕的后果。比如鼻子的溃破坏死，更有失明这样的极端案例。最后，就算再来寻求医生的帮助，我们也是真的回天乏术了。

◎ 误区三：美的期望

好吧，有人会说，前面两点我都理解了，那现在就能把我整成 Angelababy 了吧？如果你有这样的要求，恭喜你，你就是我们整形医生最害怕见到的对象了。我想说的是，任何整形手术只能有限地增加美感，并不是天衣无缝，也做不到完美无缺。我们再来看那三位女孩子，如果她们不是因为对自己的容貌有不切实际的苛求，

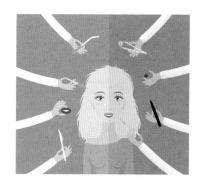

怎么会轻信海外医生夸大其词的技术和效果，又怎么会有现在这样的后果呢？说真的，我们国内目前的美容整形技术早已走在国际前列，任何正规机构的专业医生，完全有能力保证较高的成功率。然而，这一切的前提，一定是你提出的要求是健康而合理的。

整形，现在已经是非常平常的话题了，很多闺蜜们三五成群结伴而来，再也不像几十年前那样遮遮掩掩了。我告诉大家这些秘密，就是想提醒大家，千万不要从一个极端走向另一个极端。在选择整形美容之前，树立正确的审美观和理性的期望值，选择正规的机构、医生和美容产品。甄别其中的真真假假，不要为了提高颜值而太过任性。

范冰冰的下巴、杨幂的鼻子、赫本的眼睛，这些都不重要，重要的是你整形了，可你还是你，一个更美丽的自己！希望朋友们美得安全，美得自然，美得快乐！希望我们每一个人都能拥有属于自己的"美丽神话"！

零三二一

三二一，开始，随着导演的口令，我开始了我的演讲，这时脑海里却浮现了这一个月来的点点滴滴，形成画面……

我并不是上海市卫生和计划生育委员会"青年健康讲师团"的成员，所以也没有任何演讲经验，一切都是从零开始的。在三月下旬一个吃着火锅的晚上，接到了节目组电话，背景很嘈杂，听起来感觉断断续续的。其实我整个四月的日程，连周末都已经非常满了。但是有一句话打动了我，这次活动的目的是向老百姓科普一些医学的专业知识。

○ 原动力

整形外科是临床医学的三级学科，20世纪中期从外科专业中派生出来，最初的几十年并不被大众所知晓。因为包含了美容外科的内容，加之韩国整形文化的渗透，这十多年瞬间成了热门学科。我将近二十年的从医生涯，恰恰就是与美容外科的迅猛发展相重叠。以前经常会有人说我是学美容的，或者是美容博士。而整形外科的工作，除了大家知道的锦上添花的美容手术之外，更多的是修残补缺的修复手术。老百姓常常分不清生活美容和医疗美容的界限。所以我总是很愿意在各种不同的场合，介绍我们的学科，普及一些相关知识，让大众能多认识我们的学科。当然，也为自己的工作"正正名"。这些，可以算是我参加这次活动的"原动力"吧。

○ 三个版本

从匆忙领命到最后的出征（录制），总共只有40天。然而，我的演讲稿却有"三个版本"，草稿修改了近三十次。节目组找我演讲的目的就是为了针对目前整形美容市场的一些乱象展开宣教。所以演讲稿的第一版本，题目是《美丽的谎言》，其中谈到了很多的商业陷阱及不规范操作，内容近似于"315"的打假维权，很快就被否定了。第二版本，我以一个真实的病例开头，串起了《美的误区》，内容是被认可了，节目组同意我以微整形为主要的切入点，谈些整形的误区。可是讲稿的表现形式却没有吸引力，因为文中充满了专业术语。在编导们的指导下，我们去掉了其中的数据和专业知识、拗口的成语，换成了接地气的老百姓听得懂的话，这才有了可以用来演讲的第三版本的讲稿《整形，你不知道的秘密》，这时已经是4月底，离录制只有短短的一周了。时间的紧迫，可想而知。

◎ 两次退意

我曾有两次萌生退意。第一次试讲，大约有半数以上的医生都已经有了非常成熟的稿件和相当稳健的演讲台风。我也注意到，大多数医生都非常年轻。我很清楚自己每天的工作量和整个四月的日程，除了挤，我几乎不可能有完整的时间来准备这件从零开始的事情。我想，如果不能出色地表现，还是不要参加了。临床一忙，就忘记去关注这件事，上海市卫生和计划生育委员会的正式通知却飞速下发到了医院团委。作为一名曾经的团干部，实在不能临阵退缩，我只好应了下来。第二次试讲，那几天我在北京和上海之间来回奔波，试讲当天还要返回北京继续参加学术会议，非常疲劳。当时稿件处在第二版本，演讲时突然发现演讲幻灯不是我想象那样的，完全配不上；VCR也完全不能体现我的风采。虽然我主持过医院的许多大型活动，曾经是大学里的辩论选手，我在国际国内的学术论坛上也能口若悬河，可是演讲这样的表现形式却很难让我驾驭，满脑子都是"廉颇老矣、后生可畏"的念头。时间也只剩下最后十天了，VCR、演讲幻灯、讲稿，我一个要素都不具备，似乎还在从零开始的阶段，用"抓狂"来形容当时的心情毫不为过，声带小结发作导致了声音严重嘶哑，不退出都没有道理。我再次犹豫了。

◎ 一个团队

毫不夸张地说，整个演讲，都是在一切医疗学术科研工作照常的情况下，利用零碎时间准备的。美容外科牵涉到许多隐私、行业规则，或者不少该讲不该讲的问题。我也常常会在手术间隙，拿出演讲的内容与同事讨论，听听他们的意见，确保措辞合理。我不是专业演讲选手，节目组考虑周到，就像"我是歌手"那样，为我安排了"经纪人"，其实就是《健康大不同》节目的编导。大家可以想象出一个从小品学兼优的医生，在不惑之年第一次被"关夜学"的场景吗？因为时间紧迫，编导们在我下班后，陪着我在演播室里准备演讲。那几个夜晚印象太深刻了，听惯了无数次的"开始"和"重来"。因为不够熟练，"然而"用得太多，我竟然还被冠上了"然而姐"的名号。但感受到的却是不放弃的支持和暖暖的爱护。我知道这不是一封致谢信，但是，如果没有编导的专业训练，没有同事的鼎力相助，没有女儿的普通话指导，我是无论如何走不上舞台的。是他们让我体会到，我不是一个人在战斗，也是他们让我打消了两次退缩的念头，因为我们是"一个团队"。

我的恩师张涤生院士是中国整形外科的鼻祖，上海交通大学医学院附属第九人民医院整形外科已经蝉联全国专科排行榜的五连冠，我对这门学科有着深深的自豪感。我不知道自己的表现，能不能彰显出我们学科一个年轻专家的所学所想。但是，这一路上的"零三二一"，终于让我借这个平台表达了整形界的正能量。其实整形没有可怕到像电影《整容日记》里的并发症那样夸张，但也不是简单到找个性价比高的小店就可以做的，我希望大家在整形之前能全面思考一下，也就达到我这次演讲的目的了。

随着现场的掌声响起，我的演讲结束了，我走下舞台。这时我发现我的任务并没有结束，只是刚刚开始，我要把更多的医学科普知识传授给大家，我准备好了，你们呢？

三二一，GO！

互动花絮

- 曹可凡：当今社会整容变成了一个趋势，但是整体来说我是反对整形的。您如何与前来就诊的人沟通，劝说不适合的人放弃苛刻的整容要求？
- 王丹茹：这是我日常生活中每天都要面临的一个问题。对于那些我觉得颜值很高，不太具有上升空间的甚至对自己容貌比较苛求的人，我会告诉他们你已经很好了，如果一定要进行手术，可能会产生什么后果。比如说会有明显的疤痕，或者说你已经是个有90分的人了，你整形之后，经过半年的恢复却只增加了2分而已，这2分对整张面容意义不大。

整形，你不知道的秘密

● 曹可凡：你说肉毒素和玻璃酸钠是很安全的，我看到过很多人注射玻璃酸钠和肉毒素，注射完了以后整个人看起来都不认识了。那到底值不值得做呢？

○ 王丹茹：肉毒素和玻璃酸钠也要讲究一定的注射剂量和注射方式的选择。有些明星为了上镜需求会注射得稍微夸张一点，但是日常生活中稍加修饰是基本看不出来的。所以说微整形还是很安全的。

● 贾伟平：我也是不提倡整容的，我觉得自然赋予你的这张面孔是最好的。你有没有调查过整容的人都是什么想法呢？

○ 王丹茹：我虽然是一个整形外科医生，我平常也是崇尚自然的，平时生活中也是素面朝天的。我总结下来，求美者的想法是分不同年龄层次的。首先你要知道什么是美，当你知道了什么是美之后在合理的范围内做微调，也是无可厚非的。正确的审美观和正确的心态是所有求美者必须要具备的基本要素。

● 胡展奋：美是随着时代而改变的，碰到一些具有显著缺陷的容貌，你会不会主动鼓励他们接受整容？

○ 王丹茹：我平时的工作三分之二是做修复整形，比如唇腭裂，三分之一才是做美容整形。我也是国际组织 Operation Smile 的特约专家，每年我都会免费为一些唇腭裂的孩子做整容手术。我也有帮助很多烧创伤面容做一些整形，他们在我这里得到更多的是恢复自信后，快乐的生活。不单单五脏六腑需要健康，容貌也需要健康。

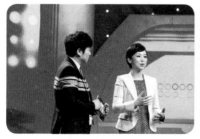
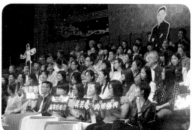

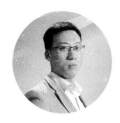

>>> **孙奕波** 复旦大学附属华东医院影像医学科医生。

我从四岁的时候开始励志学医，这个梦想一直未曾改变，在我高考那年，只填了医学专业没有第二选择。爷爷是位肿瘤科医生，所以从小我就知道，如果肿瘤能被早期发现，那么患者接下来的生活或许会完全不一样，现在的我如愿以偿成了一名影像医学科医生。医学影像学是医生的眼睛，透过这黑白的世界，为人们描绘出多彩的颜色。

解开肺小结节的"心结" ◁ ◀

我曾碰到这样一位患者，Z 小姐，34 岁，4 年前，单位的一次体检时意外发现了一枚小结节，医生跟她说不能完全排除恶性的可能，建议她随访。Z 小姐不以为然："像我这样年轻貌美的女性，不抽烟，不喝酒，不烧饭，怎么可能得肺癌？医生，你肯定骗我 ^_^！"。事情就这样过去了 4 年。直到 2015 年，她的外婆因肺癌过世，Z 小姐听说肺癌是会遗传的，从此惶惶不可终日。她又去第二军医大学附属长征医院做了一个胸部 CT，医生告诉她，这枚结节与 4 年前相仿，建议她继续随访。"我不信，中午我到中山医院再去做一个，听听中山医院的医生怎么说"。"诶，华山医院好像离得挺近，走走走，我们再到华山医院去碰碰运气！"下班前，过了一条马路，她又到华东医院来了。找到我，一定要我给她介绍一个给力的胸外科医生。外科医生看了片子，认为结节还小，先不用开刀，随访就可以了。可是 Z 小姐怎么

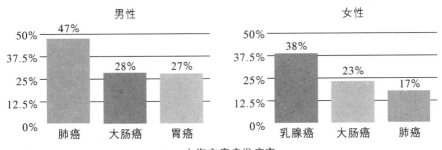

上海市癌症发病率

也过不了心理关，拉着外科医生："医生，今天你无论如何也要帮我做掉它"。在她的强烈要求下，医生只能为她切除了这枚小结节。那么术后的病理显示这究竟是一个什么东西呢？结果显示这只是一个慢性炎症。Z小姐白白挨了这一刀。我想，这样纠结的故事可能会发生在每一位有肺小结节的患者身上。"开"？还是"不开"？这是一个问题。

近几年来，肺癌的发病率逐年上升，已跃居男性癌症之首，同时，也成为女性好发的癌症之一，排名第三。胸部CT检查在不知不觉中已成为人们体检时常用的"自选动作"，越来越多的人被告知"磨玻璃结节""肺癌不除外""建议进一步检查"……种种讯息令人心神不宁。当今已成了一个谈肺小结节色变的时代。

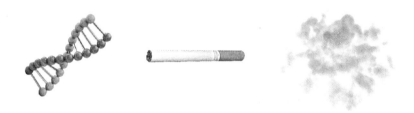

大家也许会问："怎么会这样？"。是与生俱来的遗传因素？还是祸害无穷的一二三手烟？抑或是穹顶之下无处可逃呢？没错，这些都与肺癌的发生息息相关。但是还有一个原因不容忽视，那就是：医学影像学的发展。

打个简单的比方。以前的黑白电视机图像模糊，演员脸上的一颗痣我们都看不清，现在技术发展了，家里换了高清LED电视机了，呀！美女主播脸上的雀斑都清晰可见。CT技术的发展也是如此，我们得到的图像越清晰，所发现的问题也就越多。得益于近几年来CT技术的迅速发展，让以往带入坟墓都不得而知的小肺癌，如今，再也无处遁形。

◎ 肺癌小结节 ≠ 肺癌

其实肺小结节不单单体现在一个"小"上，由于其独特的生长方式，让它在CT影像上多表现为一个"磨玻璃结节"。那么，什么叫磨玻璃结节？其实不难理解，就如同我们透过磨砂玻璃看世界，我们看到浴室内若隐若现的佳人倩影，原本清晰的图像失去了它本来的光泽和鲜明的轮廓。同样，我们在CT影像上看到局部的密度增高，但是这密度的增高却不足以遮盖掉正常的肺组织，这就是磨玻璃结节。

发现有肺小结节怎么办？很多人陷入了迷茫，也有人开始期待上苍，慌乱之中，人们常常会像 Z 小姐一样，陷入 3 种误区：不以为然；病急乱投医；乱吃药，甚至听信民间术士偏方。经常有患者这样问："医生，我从美国搞点什么保健品，能不能把结节吃掉啊？"。事实上，这 3 种做法都是错误的。

三大误区　　不以为然 NO
　　　　　　乱投医 NO
　　　　　　乱吃药 NO

那么究竟应该怎么办？让我们来参照全球最新的处理指南，从"专业的角度"看看应该怎么操作。十多页的指南中我们记住最关键的 3 点就可以了。首先，我想请大家记住一个数字："5 毫米"。当发现直径小于或等于 5 毫米的纯磨玻璃结节时，怎么办？抛开所有的心理负担，你就当它不存在！因为这样的磨玻璃结节是肺癌的可能性极其微小。即使直径超过 5 毫米，我们也不用过于紧张，定期随访即可。有些患者会问我："孙医生，完了，出事了！我肺里有磨玻璃结节，还不止一个！这要死啊！"。那我说："哈哈，放心吧，不会死的！"。我们依然是以 5 毫米为界，小于等于 5 毫米的结节，2～4 年随访一次，大于 5 毫米的 3 个月后再复查，比较一下大小。但是请大家一定要记住的是，如果在随访过程中，一旦发现结节体积增大，内部的实性成分增多，或有邻近小血管进入时，一定要尽快就医，因为此时，这个结节很有可能是一个早期的肺腺癌。

随访时间　　≤5 毫米：2～4 年后复查

　　　　　　>5 毫米　3 个月后复查，若无变化，每年复查一次
　　　　　　　　　　　其中的半实性磨玻璃结节：3 个月后随访

但是问题又来了，有人要问："CT 检查是有辐射的，网上说的，做 CT 会致癌的！"作为天天与 CT 打交道的放射科医生，我要用数据来说话。当今最先进的能谱纯化技术让做一次胸部 CT 平扫的辐射剂量降低至 0.06 毫希弗，近似于你坐飞机从上海到巴黎所接受的辐射剂量。而我们放射科医生一年所受的放射安全值为 20 毫希弗，两者相差 300 倍。所以一年做 5 次 CT，妥妥的在安全范围之内，且足以满足肺小结节的诊断需要。

当医生高度怀疑小结节是恶性的时候，一般会采用微创手术方式切除，仅在身上打 2～3 个小孔，术后恢复快。大多数的早期肺癌不需要化疗，也不需要放疗，术后照样去西藏！

	2～3个小孔
微创手术（VATS)	术后恢复快
	不要放化疗

我曾接诊过一位肺小结节患者，在 2 年的随访过程中，发现结节的体积不断地增大，内部实性成分从无到有，我建议她手术治疗，病理证实这是一个很早期的肺癌。术后她恢复得非常理想，她去四川旅游时发微信告诉我："术后去高原，妥妥的！"

所以，肺小结节的发现离不开医学影像学的进步。肺小结节并不等同于肺癌，目前我们对肺癌已经可以做到——早发现、早诊断、早治疗。就像有人说的，没事不惹事，事来了也不怕事。

参赛感想

网络健康谣言所不会告诉你的

如今，网络上到处流传着以这样为标题的帖子："医生所不会告诉你的…""别让医生杀了你…""关于支架的危害你所不知道的…"。那么今天，就让我们来聊一聊那些网络健康谣言所不会告诉你的。

漫长的冬季过去了，迎来的是盎然的春意。万物复苏，生机勃勃。人间的四月天，阳光明媚，枯枝冒出新芽，沐浴在柔软的阳光中，显得格外得鲜嫩可人。然而，就在这惬意的午后，一声刺耳的咆哮撕裂了诊室的宁静："医生，早知道磁共振可以确诊，为什么在这之前给我做那么多冤枉检查？想赚钱想疯啦？坑娘呢？！"

作为每天奋战在临床第一线的医生，对于这样的问题早已司空见惯。"医生，为什么我做过了心电图，还要再做心超？""医生，为什么不能用 B 超检查肺部病变？""医生，为什么我没有前列腺？""医生，为什么你们医生也会生病？"

在这无尽的"为什么"和"小白"式的无知问题背后不单单是医学常识的缺失，更是大众对健康的需求。在与患者交流的过程中，我深深地意识到，我们医生的专业性已在不知不觉中让医学形成了与大众鸿沟，而这道鸿沟，为充斥网络的谣言和伪养生专家提供了肥沃的土壤，甚至惑众的谣言成了百姓就医的指南。是时候架起医学和大众的桥梁了，而医学科普，正是这

解开肺小结节的『心结』

98

桥梁的根基和斩杀谣言的利剑。在上海市卫生和计划生育委员会和上海教育电视台的组织下，我站上了演讲的舞台，有幸成为全国首档医学电视演讲节目《健康演说家》的演讲者。

医学科普，让医患关系春暖花开。

医生，对于百姓来说，就是神秘莫测的存在，既是神仙，又是魔鬼。再加上在有些无良媒体的恶性宣传下，医生更是被描绘成了贪财的奸商和利用活人做实验的科学狂人，医患矛盾也逐渐滋生。用通俗的语言、亲和的方式让大众对医学过程有一定认知，是化解矛盾的最好方法。比如对于辅助检查的选择，让大众明白医学诊断其实是一个不断排除疾病的过程，医生会根据患病的概率，由简到繁、由便宜到昂贵地选择检查方法。并不是磁共振可以明确诊断就可以免除其他便宜的实验室检查，要让大众明白，医学诊断同样也是一个综合分析的过程，没有哪项检查是万能的。让大众了解甚至参与其中，让他们知道医生只是比他们多了一些医学知识的普通人，医生是他们身边的朋友，是他们隔壁的邻居，医患矛盾也就不攻自破。

医学科普，会让网络谣言成为笑话。

利用大众对健康的重视心理，关于健康养生的谣言充斥网络。"医生所不会告诉你的…""别让医生杀了你…""关于支架的危害你所不知道的…"，诸如此类的谣言散布在百度、微信、微博和各大社交平台的各个角落。追其根源，往往都节选于某"保健品"的广告，但是他们利用通俗易懂的语言、大众喜闻乐见的传媒形式，以及博人眼球的标题，迅速走红网络，并成为百姓就医的"圣经"。这些谣言大多没有权威的信源，需要引据时也往往以"某专家"或"某权威杂志"等打上马赛克的出处作为其论据，这就给我们医学科普带来了重拳出击的理由和机会。医学科普也要像这些谣言一样，做到通俗易懂、深入浅出，也要符合当今简短、高效的大众传媒特点，在配上我们的露脸和实名制，定能将网络健康谣言变为笑话，直到它们再次出现在大众眼前的时候，百姓们只会对它们回应一个冰冷的"哦"，或者一个嘲讽的"呵呵"。

多遥远，多纠结，多想念，多无法开口，疼痛和疯癫，你们都看不见。想穿越，想飞天，想变成造字的仓颉，说出能让大众明白的诗篇。

医学科普架起医学和大众的桥梁，给大众还原一个真实的医疗，给医患矛盾提供一个缓解的机会，给网络谣言赐予一个勒紧喉咙的绳索，给我们医生自己一个展示的舞台。普及医学知识，我在行动，你呢？

- **贾伟平**：你提到现在很多疾病的增加并不是由于患病率增加了，而是由于我们的检测技术提高了，把以往埋在冰山之下的许多疾病揭示了出来。实际上很多肿瘤没必要治疗，也一样可以生活。这么高发的肺小结节，如果作为一项普查项目的话，你认为到底是值得还是不值得？过度检查带来的疾病恐慌问题，你是怎么看的呢？

- **孙奕波**：我觉得值得。任何疾病如果在早期发现，尤其是这种有潜在恶性发展的疾病，早一点发现，早一点治疗，结果可能就大相径庭。很多肿瘤早期的治疗一般都不需要化疗和放疗，但是当出现咯血症状之后再去做检查，发现了肿瘤实体，甚至已经转移了，这个时候可能会连手术的机会都没有。也是从近几年开始，国际上开始流行肺癌的筛查项目，也确实大大降低了肺癌的死亡率。虽然发现的病例数增加了，但是因肺癌而致死的死亡率却是降低了。所以从这个角度讲，我觉得部分疾病的筛查还是有必要的。

- **曹可凡**：现在肺小结节发病率较高，除了你刚才提到的炎症以外，也有肺结核的可能，甚至在你不曾发觉的时候就已经愈合变成了一个钙化灶，当然也有早期肺癌的可能。我觉得用影像学来做早期的筛查和诊断，对于肺癌患者来说是一个福音。很多人非常抗拒做 CT，尤其是 PET-CT，因为要注入一些放射性物质，你的演讲就为大家解除了这样的疑虑，非常好！

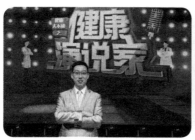
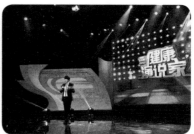

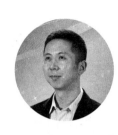

>>> **王 骁** 上海中医药大学附属龙华医院中医内科副主任医师。
师从四川老中医及沪上知名专家，抄方，采药，炮制，锻造了他严谨细腻的
工作态度。一身民族情结，让他致力于传承中国民族传统文化。"我现在做
ICD（国际疾病分类标准）第十一版的编写工作，我会尽力为中医的内容纳入
到 **ICD**（国际疾病分类标准）第十一版里面去贡献绵薄之力，这是一个有开
创性的工作，非常有利于我国中医走向世界，并且被全世界各个国家所接受。
借助 **WHO**（世界卫生组织）这么一个很高的平台，可以推动和促进我国中医
的国际化和标准化发展。我想，作为一个中国人来讲，我们更应该把这些祖
先留给我们的财富，把它好好地利用起来，好好发扬光大"。

乱补，于事无补 ◁◀

　　"乱补，于事无补"，是我今天分享的题目。顾名思义，进补要科学，盲
目乱补不但可能会于事无补，甚至可能把身体状况越补越差。之所以取这个
题目，还因为一个人。

　　李先生，白领，30 出头的年纪，单位的得力干将，长期面对高强度的工
作和压力。终于有一天他感到力不从心，身体虚弱，好像进入了一种随时会
病倒的节奏，可是手头还有一个重要项目没完成，领导寄予厚望，他停不下
来但又感觉挺不过去，怎么办？于是他想到了我题目中的这个"补"字。李
先生是个讲效率的人，要补就马上补，还得大手笔的补。让我们来看一下他
的补品清单，就是大家熟悉的那几种：冬虫夏草、铁皮枫斗、西洋参、海参。
大手笔吧？！很贵哦！那他又是怎么补的呢？四种补品他天天吃、轮番吃，坚
持了一个月。看到这您可能要笑了，这么补的话，身体状况一定会发生变化
吧。当然，不变才怪呢。他感到腹胀、食欲减退、疲惫不堪、还不如补之前。
后来李先生来找我看病，分享了他的大补计划，我给他服用了两盒藿香正气
液，身体状况明显好转。真是遗憾补了那么多，还不如两盒藿香正气液！

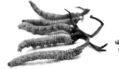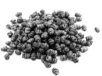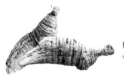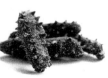

李先生的大补计划显然不成功，他告诉我自己辛辛苦苦完成的项目领导也不认可。他的故事让我有了今天的题目，同时作为一名中医，在人人都想补一补的当下，对于补也有了一种不得不说的冲动。

⊙ 乱补，于事无补——怎么补最科学

李先生的乱，首先是他不明白并不是每个人都适合进补。为什么？因为我们每个人的体质、身体状态千差万别。所以补之前请先判别自己的体质。判别体质很难吗？当然不容易，你可以这么想，我花了十几年读书实践，作为专业中医医生给患者看病，也做不到把每个患者的体质都百分之一百分辨得很精确。我想说的是，专业医生一定比你更能准确判别体质。但是今天我要告诉大家一种简单地判别体质的方法，你不用找医生帮忙看，在家自己照镜子就可以。那看什么呢？没错，舌头！

体质简单判别

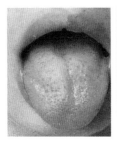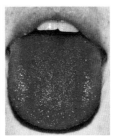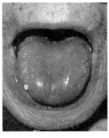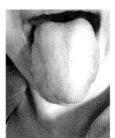

正常舌	舌质红	舌苔少	舌苔厚
正常	热	虚	痰湿

图中看到的4种舌头，也许会感觉有些不适。我很能理解大家，我想除了我们医生以外，没人会关心别人舌头什么样。今天只是希望大家把这4种舌头跟自己的舌头做一个简单对比。从左往右，第一种我看到会微笑，为什么？因为这是我的舌头，正常的舌头，舌质淡红，舌苔薄白。真心希望大家照镜子看到的都是这样的舌头，但是有些人就不能如愿了，也许会是第二种，我们叫红舌，很红吧？！它之所以那么红不是因为喝了橘子汁而是因为体内有热，使舌体呈现出异常的红色。第三种与正常的舌头相比有什么区别？舌质是不是更淡？舌苔是不是更少？这是典型的体虚在舌头上的反映。而第四种就是李先生的舌头了，很多大腹便便的男性都有这样的舌头，大家看到什么特点？舌体是不是很胖大？舌苔是不是很厚腻？说明什么呢？他体

内有痰湿。所以大家进补之前，不妨看一下舌头，如果像第二种红舌或第四种舌苔厚腻，是不是能补就是一个大大的问号，建议先不要补，找您信任的中医帮忙调养身体。如果是第三条舌质淡舌苔少，体虚的话那是要补的，但如果要更有针对性的补，同样建议找中医寻求帮助。如果是正常舌，恭喜您可以不补，当然也可以食补。

◎ 乱补，于事无补——药补不如食补

那问题又来了，如果我是可以补的，还不差钱，李先生的大补计划可以用吗？我给出的建议依然是否定的。No！因为不是每个人都适合进补，同样不是每一种补品都适合你。中医常说"药食同源，药补不如食补，因为食补副作用更小。"但不等于完全没有副作用？吃药之前大家总是要关注一下，这药怎么吃，吃多少，不能超量，有什么副作用，看着就害怕了，谁都不愿意多吃。吃补品先看补什么，一听吃过的人说效果有多好，吃着吃着就兴奋了，一不留神就补过了头。所以建议大家即使是食补，也应该试试浅尝辄止的方法！怎么浅尝辄止呢？举个例子，冬天常吃羊肉，这是一种非常美味而且有很好温补作用的食材，但不是每个人都适合吃羊肉，在不确定是否能用羊肉进补之前，可以试试浅尝辄止的方法。吃多少呢？吃一枚栗子大小的羊肉试试。如果出现胃胀、胃痛甚至腹泻，或者皮肤瘙痒、起疹子，那你可能需要更换其他食材来补一补了。如果没有不良反应，说明羊肉是适合您的，但也请您慢慢来，吃再好的东西过量了容易闯祸。两千多年前，中医经典《黄帝内经》就已提出"饮食有节，起居有常"的养生原则，强调饮食节制和作息规律对于健康的重要意义。

总结一下给大家进补之前推荐的两个方法：一要判别体质，告诉大家不是每个人都适合进补；二要，浅尝辄止，告诉大家不是每种补品都适合你，而且即是适合的补品也不能过量。

作为一名中医内科医生，碰到很多像李先生这样盲目乱补，出了问题以后才来找我的患者，他们身体不舒服着急，我心里也着急。我经常有这样的期盼：你要是补之前来找我就好了。您可能又要笑了，没病看什么医生啊。中医有句名言"上工治未病"，意思是帮助患者防病于未然的医生才是高明的医生。作为一名医生我要告诉大家：我们医生不仅看病有用，防病养生也有用！

拿什么报答你　我最亲爱的患者

受邀参加《健康演说家》节目时，内心十分忐忑。原因很简单，一来因为工作忙，休息时间少，而参加电视节目录制需要投入较多时间，担心准备不足；二来坚信摄像机和我八字不合、五行相克，一想到有那么多台摄像机从不同角度拍我，Oh，no！顿时觉得整个人都不好了，心跳加速，手心冒汗……不由自主地深吸了一口气，然后开始自动搜索放弃的借口。

脑海中偏偏浮现出那么多难忘的患者脸庞：有那个服用中药后迅速康复，从轮椅上站起来的皮肌炎女孩；有那个心疼我下班太晚，坚持要塞给我一个羊角面包的类风湿性关节炎老奶奶；有那个经我诊治，病情缓解不理想，辗转求医，病情好转后又专程回来告诉我治疗经过的白塞病女士……他们带给我的喜悦和感动，让我即使在参加世界卫生组织国际项目工作最苦最累时，也从未想过要放弃临床工作。与那些困难相比，录一个电视节目又有什么大不了呢！？何况通过这个节目还可能帮助更多的人！

有无数个坚持的理由，却没有一个退却的借口！于是我怀着感恩的心决定接受挑战！准备的第一步便是写讲稿。可两千字的讲稿出手，转眼就被编导老师给毙了。那酸爽，真够味！让我刚燃起的热情瞬间来了个透心凉！编导老师的理由也很简单：节目要求，不能太长，最多讲八分钟。

用短短几分钟把原本复杂难懂的医学知识用通俗语言表达清楚，这可真不是件容易的事！后来，之所以把题目锁定在"补"字上，是因为进补有鲜明的中医特色，随着人们生活水平的提高，越来越多的人希望通过进补来改善自身健康状况，但又普遍不知道如何科学进补。如果从上海中医药大学附属龙华医院每年冬季、夏季数以万计的膏方中，随机抽出一百张，分析药物组成，你会发现几乎所有的方子都不仅仅是补药，还有不少针对患者体质、治疗疾病、调节脏腑功能的药物。对于一些体内有痰湿、瘀血或积热等病情的患者，我们还会建议他们先服用一些汤药调理身体，为科学进补创造条件。可惜多数患者都不知道这些，我想我有义务把相关知识分享给大家。

当然，中医所说的"补"绝不仅仅局限于所谓补药，还有很多关于食补的研究。成书于秦汉时期的《黄帝内经》就记载了"五谷为养，五果为助，五畜为益，五菜为充……"的食补观点，强调谷物、水果、蔬菜和肉类均衡摄入对于维持人体健康有着不可忽视的价值。

我在头脑中不断思索着如何在有限的时间里，以通俗的语言更有效地传达这些知识。两千多年前的古人都知道这些知识，如果你还把进补仅仅局限于吃补品，哈哈，你也太out了吧?！为使演说更加生动，我决定采用真实案例引入，再逐渐展开。听完构思，编导老师当场拍板"好，就这么愉快地决定了！赶快告诉其他小伙伴，让他们别抢我们的活！"

节目录制和准备过程一样，一点都不轻松！但我可以很肯定：这是一个不断否定自我，不断学习进步的宝贵成长历程。在这个过程中，我结识了一群与我一样奋战在医学临床和科研工作第一线的青年讲者，也结识了一群可爱的电视人，他们不仅和蔼可亲、颜值爆表，还任劳任怨、技艺超群！正是有了大家的激励和帮助，才让我渐渐克服紧张，慢慢融入氛围。

节目还未播出，已有不少朋友开始积极关注了，让我倍感紧张也更加期待。于我而言，通过电视演讲向听众积极传达正确的中医知识才是此行最大的意义，其重要性远胜于在荧屏上展现自己。我始终不会忘记：自己是医生，一名铁杆中医。我渴望运用中医药知识帮助更多患者解决健康问题，更渴望每一位患者都能看到我温和亲切的微笑，然后投来信任与支持的目光！

互动花絮

- 曹可凡：对外国人来说西医是讲实证科学，但是中医是讲经络和气血，如何让外国人来理解中医呢？

- 王骁：由于文化背景的差异，让外国友人了解中医的玄妙确实有一定难度，我们一般都是用疗效说话。为了更好地回答国际友人的问题，我们在上海成立了传统医学国际疾病分类研究与服务评价中心，主要负责研究传统医学的疗效和安全性。我们要用数据告诉世界，中医是安全可靠且有效的。

- 贾伟平：现在有多少需要进补？关于这方面，你会给大众提什么建议？

- 王骁：我们现代人的生活方式已经和古人有很大区别了，很多人长期在办公室伏案工作，长此以往，身体会处于亚健康状态。我的建议一般都包含两个部分：一是可以借助中药调理身体，二是科学合理地锻炼身体。补是一个方面，生活作息规律与运动的调整也是很重要的，全面重视它们，才能达到很好地调理身体的目的。

- **胡展奋**：社会上有很多人埋怨说中医效果不显著，而国医大师裘沛然老先生有以下3个说法。第一，今药非古药。药材种植甚至用量都会有偷工减料的情况出现。第二，今人非古人。人经过进化，体质也发生了改变。第三，今病非古病。疾病也随之演变，与古方不一样了。

- **王骁**：当今中医也在与时俱进。在药物方面，国家出台了一系列标准、规范帮助提高药材质量。在临床和科学研究方面，中医也将很多新技术、新方法引入其中，努力为更多的患者提供更多的医疗保健服务。

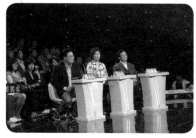
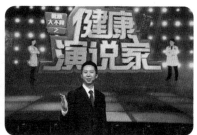

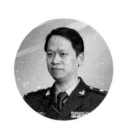

>>> **苏佳灿** 第二军医大学附属长海医院创伤骨科副主任，副教授。

2014年高票当选上海市"十大杰出青年"，2015年当选全国"向上向善好青年"。他从医十五年一心只为患者。他说："对于我来讲，我觉得一个医生要敢于为患者担当。让无力者有力，让悲观者看到希望。"一身军装托起军人的使命与担当，无论汶川抗震救灾，上青藏线送医巡诊，每次急难关头，他总是冲锋在前。"我们要做到习主席所说的'四有军人'。"他又是一名教师，三尺讲台点燃着学生的心灵之光。"我们所从事的是守护生命的工作，那么我们教育的下一代医学生，他们将来都要独立去面对每一个的生命，所以我们教师的责任就更加重大了。"

为高龄骨折老人撑起一片蓝天 ◁◀

2013年9月9日晚上，一位特殊的患者在第二军医大学附属长海医院掀起了不小的震动，105岁的罗阿婆光临骨科急诊。罗阿婆来长海医院前已受伤10多天，家人奔走于多家医院，尽管诊断非常明确，尽管手术指征非常强烈，但都因年龄太大、风险太高而被建议放弃手术，卧床保守治疗。

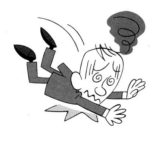

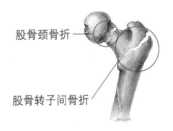

股骨颈骨折

股骨转子间骨折

罗阿婆卧床一周便出现了咳浓痰和褥疮等并发症。家属非常着急，抱着一线希望来到长海医院。我接诊后立即安排麻醉科、心血管内科和呼吸内科的专家会诊。经过反复讨论，一致认为患者高龄并已出现部分心肺功能改变，手术风险极高，稍有闪失会给患者带来严重的后果。

那么，罗阿婆到底得了什么病？一个小小的骨折竟会带来如此大的危害？答案是肯定的，罗阿婆得的是髋部骨折，是一种非常常见的老年性疾病，主要包括股骨颈骨折和转子间骨折两大类。髋部骨折好发于 65 岁以上的老年人，发生率随着年龄增长而增加，骨折本身并不复杂，但危害性却非常大。具有典型的三高特征：高死亡率：一年内死亡率高达 12% ~ 36%；高致残率：半年内仅 60% 的患者能恢复基本的行走功能，超过 20% 的患者终身无法行走；高并发症率：长期卧床易并发肺部感染、泌尿系统感染、褥疮、深静脉栓塞、心脑血管意外等，这些都是导致死亡的主要原因。

危害性

高死亡率：12% ~ 36%

高致残率：60%

高并发症 —— 肺部、泌尿系统感染
—— 褥疮、深静脉栓塞
—— 心脑血管意外

治疗高龄髋部骨折最重要的一个字就是"快"，一经确诊，应尽快手术。目前，国际上公认的最佳手术时机为骨折后 48 小时，普遍认为这样能够显著降低患者死亡率。但是在国内，由于技术水平、认知程度、社会环境等原因，从确诊到实施手术往往超过 48 小时。许多老人甚至因此失去了手术机会被迫长期卧床，身体承受巨大的痛苦，生活毫无质量和尊严，最终多遗憾离世。

15 年前我奶奶 90 岁，罹患髋部骨折，受限于当时的技术条件、家人观念等选择保守治疗，结果奶奶卧床不到半年便永远地离开了我，这是我终身最大的遗憾！看着 105 岁的罗阿婆，手术还是放弃？为了不让悲剧重演，我带领医疗团队反复讨论，制订详尽的手术方案，为罗阿婆采用了国际上先进的微创技术，手术历时半个多小时即顺利完成。罗阿婆术后恢复良好，2 个月后，一家人五代同堂特意到专家门诊看望我，当时作为医生的喜悦难以用语言形容。不经意间我也创造了上海医疗界的一个纪录：年龄最大手术者。

高龄髋部骨折不仅是个医学问题，更是个社会问题。曾经遇到过许多无奈的场景，有 80 多岁老两口双双写遗书强烈要求手术，只因早期惧怕风险，家属意见不合，患者被迫卧床，耽误了最佳治疗时机，因并发症离开人世。

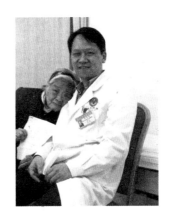

希望全社会都来关爱高龄髋部骨折患者！毕竟关爱老人，就是关爱我们自己。推动高龄患者髋部骨折治疗是我们这一代医生义不容辞的责任。有时想，如果时间能够倒转该有多好，让我穿越回到 15 年前，我肯定毫不犹豫地把奶奶接到上海，亲自为她手术，这样就不会留下这个终生的遗憾了。而未来，我愿意与同道们一起，尽心尽力，为高龄髋部骨折患者撑起一片蓝天！

一个医生唱主角的舞台

在我参加的所有健康科普宣教的活动中，《健康演说家》是最特殊和最有意义的一次经历。说它特殊是这里没有故作高深的专家，没有扭捏造作的主持人，只有一个舞台和一柄话筒；这里没有漫无边际的解答，无关痛痒的提问，只有 5 ~ 8 分钟内容的浓缩和直指要害的解读；这里没有暮气沉沉的面孔，一板一眼地说教，只有青春朝阳的活力和生动形象地解答。这就是《健康演说家》。

说它最有意义一是因为它信息量巨大。参加此次节目的有三甲医院的专科医生，也有社区医院的全科医生；有国内知名的专家教授，也有初出茅庐的住院医生；选题涉及多个医学专业，每个人选择的角度都非常新颖，把复杂的医学问题化解成通俗易懂的"白话"讲给观众听，让你瞬间秒懂。二是看到了年轻人的才华。医学是经验的科学，对于知识和经验的积累要求很高，因而往往是"老"医生才能有这样的机会。而此次参加的多数是年轻医生。看到他们对于医学问题的执着和认真，看到他们巧妙的角度和形象地解说，看到年轻医生自信、从容地在镜头前展示他们的才华，这就是新一代医生应有的风采。《健康演说家》创造了一种新型的医学科普的方式，着实令人耳目一新，印象深刻。它倡导了一种"医学科普人人参与，人人获益"的理念。

钱学森先生说过："作为科学工作者，应该有这样的本事，能用普通的言语向人民讲解你的专业知识。"现在的临床医生，尤其是大医院的医生往往要同时应付临床、科研、教学等多重任务，事务多、压力大、时间少，不少医生忽视了科普这一重要工具，其实医学科普的意义和作用真不小。

随着群众素质和知识水平的提高，大众对于健康的关注程度也日渐增强，对医学知识的需要变得非常迫切。大众的健康认知是块阵地，如果我们医生不主动抢占，不去主动传播科学的、正确的医学防病治病知识，像张悟本、养生教母马悦凌等一批伪养生专家就会占领这块阵地。他们传播着明显的伪科学，误导了大量患者，广大民众还将其奉为金科玉律，轻者耽误了病情的诊治，重者危及了生命。对于伪科学，光靠谴责远远解决不了问题，告诉大众什么是科学和正确的知识更加重要。

在节目中我选择高龄老人髋部骨折问题作为主题有着非常重要的医学和社会意义。在我的临床工作中，遇到了非常多因为缺乏正确的医疗健康知识而耽误治疗的高龄髋部骨折的患者。髋部骨折是老年人的常见病、多发病。许多高龄髋部骨折患者及家属不了解髋部骨折的正确治疗理念和其本身巨大的危害，加上惧怕手术，往往寄希望于卧床休息治疗，结果不仅给患者及家属带来了巨大的痛苦，而且错过了治疗的最佳时机，成倍地增加了手术风险。我不遗余力地通过各种途径发出我的声音，关注社会上的这部分群体。新民晚报、新闻晨报等主流媒体登载了我的科普文章《为高龄骨折患者撑起一片蓝天》，其中形象地解释了髋部骨折的巨大危害及现在流行的治疗理念，鼓励高龄骨折患者及家属勇敢地接受手术。我主动深入到社区中进行关爱老人骨骼健康、聚集高龄骨折防治的讲座，为社区居民答疑解惑。我还策划上线了专门针对高龄骨折防治的专业网站（高龄骨折防治——长海创伤苏佳灿在线：www.sujiacan.com)，希望通过自己的力量让更多的人能够了解和认识这类疾病，接受规范的治疗。让我欣慰的是许多家庭正是看到了我的文章、听了我的讲座，最终下定决心接受了手术，恢复了健康。这次电视演讲也是我宣传这方面理念的一个重要舞台，借助这个平台，相信有更多的老人会受益。

除了患者，医生其实也是医学科普的受益者：医学科普有助于医生个人品牌的打造。随着网络的普及，智能手机的应用，宣传已经走入到自媒体时代，医生的宣传及个人品牌打造显得尤为重要。医生在向大众做好科普的同时也在无形中宣传了自己，提升了自己的知名度，医生也是医学科普的受益者。我从2008年开始就开通了好大夫在线，定期在好大夫网站发布一系列科普文章。截至目前，我的好大夫在线网站已经有接近300万的访问量，每日多达2 000的访问量，为3 000多位患者解决了实际问题。参加《健康演说家》节目，通过电视媒体发出声音，呼吁全社会关注高龄髋部骨折的防治的同时，也打造了我的个人品牌，可谓一举多得。

因为我在高龄骨折防治方面的工作，我被共青团中央评选为2015年的全国"向上向善好青年"。在2015年5月4日，我作为上海的唯一代表参加了在北京人民大会堂举行的全国优秀青年座谈会，受到了中央政治局委员、国家副主席李源潮的亲切接见。李源潮副主席得知了我的工作后说："社会永远需要有担当的医生"。

《健康演说家》用新颖的形式和精良地制作贴合了新生代医生的要求。在普及医学健康知识的同时，让普通百姓更加了解医生这个职业，也让更多年轻、优秀的青年医生为大家所熟悉。希望会有越来越多的医生爱上科普，变成服务大众的"健康演说家"！

互动花絮

- **曹可凡**：在目前医院关系如此紧张的情况下，你为什么还是坚持为这些老年人进行高危手术呢？你的勇气是哪里来的？

- **苏佳灿**：我认为医生和患者从来就不是敌人，所以在我的临床实践中，我都会把患者和患者家属当作是跟我奋战在一条战线上的战友，因为医生与患者只有一个共同的敌人——那就是疾病。假如说医生和患者因为看病反而成为敌人，那我觉得社会的未来会让大家无比地担忧。所以我可以骄傲地说，我的患者都是把我当作他们的亲人。

- **贾伟平**：并不是所有的高龄老人都适合做这样的手术，临床上你如何正确做出手术判断？

- **苏佳灿**：并不是所有患者都适合手术，所以我们在整个医疗实践中会谨慎筛选。遇到有手术需求的患者，我们都会先进行多学科的合作，为患者做细致的检查、会诊，最终得出到底值不值得冒险的结论。作为一名医生，你要推掉一个高龄髋部骨折的患者只需要 5 分钟，但是带给这个家庭的有可能是终身的遗憾。

- **胡展奋**：我最欣赏你的是，为患者付出的真心，是位非常有担当的医生。我非常敬佩你，也要向你的团队致敬。

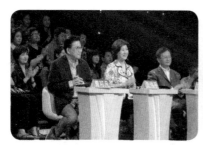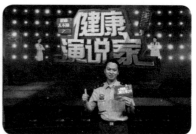

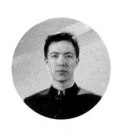

>>> **彭晓春** 上海交通大学附属第六人民医院骨科医生。

我研究关节疾病的诊治，更关注关节损伤的防护。我热爱医学，在无影灯下缜密地思考，精细地操作每一台骨科手术，对我来说是一种莫大的享受。患者矫健的身姿和欢快的笑脸，更是给予我无比的成就感。我是医者！我也热爱摄影，用相机定格世间美丽的风景，纪录孩子成长的点滴是我的爱好。我是摄者！我热爱跑步，骨科的工作繁重而辛苦，如何保持充沛的体能随时面对挑战，我有我的答案。科学的跑步训练让我成为一名业余的长跑健将，从第一次训练的 2 千米，到完成 55 千米的越野马拉松赛，18 个月见证了我体能的飞跃。我是跑者！这就是我，一个热爱生活的"老男孩"。

"关"爱健康，始于足下 ◁◀

　　有多少朋友坚持跑步锻炼？我想可能不多，大家是难以坚持，还是害怕关节磨损呢？跑步是最便捷的运动方式，能够减肥塑形、保持年轻、增强心肺功能、提高睡眠质量，但跑步方法错误同样会导致关节的损伤。我是一名骨科医生，我研究关节疾病的诊治，我也是一个跑者，更关注关节损伤的防护。

　　今天我就给大家分享一个胖子如何通过正确科学的跑步训练，蜕变成运动健将的励志故事。

　　有个小胖子，体重的数字超过身高，行动费力，体能孱弱。终于有一天，不堪重负，立志跑步减肥。于是他穿上跑鞋，斗志昂扬地去操场跑了 2 圈，两天后膝关节疼痛，减肥尚未见效，却得了髂胫束炎。他诧异万分，跑步如此简单，怎么还会受伤呢？但减肥大计必须坚持，只得请教好友，健身达人王博士。

　　王博士告诉他，跑步绝非很多人想象得那么简单，蕴含了很多技术、理念和方法。为什么跑了 800 米就受伤，主要是因为缺乏运动前的热身和运动后的拉伸。运动前应该进行充分的热身，活动和跑步相关的关节、肌肉、韧带，让身体微微发热后再开始运动。运动结束后还要立即进行相关肌肉的拉伸，增加肌肉延展性，避免肌纤维损伤；防止乳酸堆积，缓解酸痛感。需要拉伸的肌肉有哪些呢？包括上臂、大腿四头肌、臀部肌群、小腿三头肌、跟腱、髂胫束。运动前的热身动作可以参考下图。

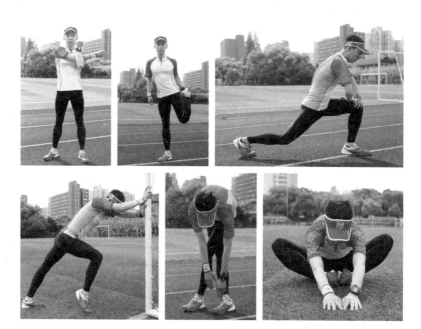

小胖子对王博士佩服不已，拜其为教练，认真进行运动前后的热身和拉伸后，膝关节症状消失了，他开始继续减肥之路。

但励志的故事注定要经历各种磨难，1个月后，膝关节疼痛再次出现！他懊恼万分，明明认真热身，怎又出现伤痛，难道注定肥胖终生？王教练检查后指出，这次关节疼痛的原因是跑步姿势的错误。小胖子再次感到智商余额不足，从小就会跑步，姿势还有对错？原来大多数人穿鞋跑步时，都会习惯性地用脚后跟落地。大家觉得这个跑步姿势正确吗？是不是特别得潇洒漂亮？这是错误的跑步姿势！王教练让他脱掉鞋子试跑几步，小胖子发现，自然而然地变成了前脚掌落地，跑步过程中膝关节保持轻度的弯曲，他变成了一个柔软而充满弹性的胖子。

自从智商充值以后，他反应快了很多，恍然大悟！奔跑是原始人类的生存之本，他们不穿鞋子，经过几百万年的进化形成了最合理最安全的姿势，前掌落地逐渐向后跟过度的跑步姿势最符合人体工学。后跟落地时，膝关节锁定在完全伸直位，冲击力没有任何缓冲直接作用于关节，膝关节瞬态冲击力高，足底应力分布也更为集中；而前掌落地时膝关节保持弯曲，冲击力通过踝关节、膝关节、髋关节周围的肌肉肌腱进行分散和缓冲，膝关节没有瞬态冲击力，足底应力分布也更为分散。

所以正确的跑步姿势应该是：头、肩、背、腰、臀部保持一条直线，挺胸收腹；前脚掌外侧先落地，落地尽量轻柔；膝关节始终保持弯曲，充分利用肌肉的弹性推动身体向前跑。当然，前掌落地的跑法对下肢肌肉的力量有一定要求，刚开始练习时会感觉非常别扭，小腿肌肉酸痛，这时可降低跑步强度，做小腿肌肉的力量训练。

经过 1 个月的练习，小胖子掌握了前掌落地跑法，关节的疼痛再也没有出现过。但他又有了新的困惑，那就是体能并没有提升，每次跑到 2 公里就气喘吁吁，无法坚持。王教练认为，体能进步缓慢的原因是他跑步的速度太快，超过了他的有氧运动能力，心率持续保持很高的状态，难以持久。跑步初学者可以按照 MAF180 心率法进行训练。(使用专业的心率表精确监测心率，用 180 减去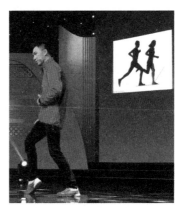
年龄作为最大心率，跑步时将心率控制在最大心率与减 10 的区间内。举个例子，30 岁跑者，就保持心率在 140 ～ 150 次 / 分)。这样将运动强度控制在有氧范围内，运动更为持久。

专业的装备能显著降低运动时受伤的概率，提高运动效率。小胖子购置了心率表、跑步鞋、压缩裤等专业装备，遵循 MAF 心率法，采用前掌落地跑法进行科学规律地训练，成效显著，6 个月减肥 40 多斤，并成功完成第一个半程马拉松。他加入了王教练的跑友团，发现与一群志同道合的朋友一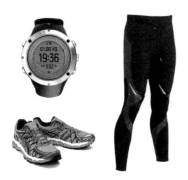
起训练，结伴比赛更能体会到运动的快乐，最近刚刚完成 55 千米的天目山七尖越野马拉松赛，成为一名业余长跑健将。

看到这里，我想大家已经猜到那个小胖子是谁了。好吧，我承认，那个不堪入目的胖子就是我。希望我的亲身经历能够帮助大家抛开顾虑，迈开双腿，让脂肪熊熊燃烧，让心肺动力强劲。Or fit, or die，你说了算！

医者，所以传道解惑也

录制完《健康演说家》走出上海教育电视台时，我抬头对着夜空长长舒了一口气，焦头烂额的 11 天终于熬过去了。在这不到两周的时间里，完成了两场累计 97 公里的越野马拉松赛，拍摄 VCR，撰写演讲稿，无数次对着镜子演练，两天彩排，一天录制，还有繁重的临床工作……。忙得晕头转向，却也无比充实！幸好各项任务都顺利完成，希望没有让大家失望。

经过 15 小时艰难的跋涉完成七尖越野马拉松赛，当晚驱车赶回上海，只为不错过第一次彩排。当坐在布满专业设备的录制大厅里，看着其他选手对着制作精湛的演讲软件进行熟练的演讲，或者更应该说是精彩的表演时，身上只剩疲惫，心里只有忐忑。费力地走上舞台，简单地介绍了我的演讲思路后，各位编导投来期待的目光。当时的心情让我回忆起 24 小时前，七尖越野赛 40 公里时的感觉，满身油泥，精疲力竭，但前方希望不灭！

随后的几天，在工作之余拍摄 VCR，以最高的效率写完演讲稿，几次修改后定稿。背熟，配上动作和表情，下班回家对着镜子演练，上班则抽空到嘈杂的门诊大厅进行抗干扰训练……。记得教育台的周荟老师曾经向我们透露她的私房诀窍，至少连续无差错演练 20 遍才能满足现场录制的要求。当我连续无差错演练完 26 遍后，我跑上了《健康演说家》的录制舞台。

我对自己当晚的表现满意，更为其他 18 位演讲者的风采鼓掌！如今的网络充斥了各种片面、争议，甚至错误的所谓健康信息，让广大民众迷茫困惑。我们来自不同的学科，运用各自最擅长的专业知识，为观众答疑解惑，让民众走出误区！医者，所以传道解惑也，但地点不一定是门诊病房，也可以是电视媒体。知识是我们的弹药，话筒是我们的武器，舞台是我们的战场。我们是最专业的健康卫士！

我是骨科医生，接诊各种运动系统疾病，其中不乏相当比例的运动损伤。我也是运动爱好者，尝试过各种类型运动，出于工作繁忙的因素，选择了跑步这个最便捷的运动方式。我一直尝试将我的专业知识和运动爱好融会结合，为那些想要增强体质、减脂塑身、告别亚健康状态，却心怀各种顾虑的人提供专业的建议和指导。或许，一位会跑步的医者和会看病的跑者做运动指导更有说服力。

跑步的益处无需赘述，但提到跑步，很多朋友的第一反应是——很伤关节。的确，我在骨科门急诊看到不少因跑步引起的关节损伤，但详细询问病史后发现，每一位运动损伤都存在各种各样的错误。或是跑鞋选择不当，或是忽视跑后拉伸，或是跑步姿势错误，或是计划过于激进……。跑步，绝非很多人想象得那样简单，其中包含系统的知识和理念。也可以说，绝大多数人都不会正确地跑步。如何教会广大民众正确、科学、可持续地跑步，在享受运动益处的同时避免运动损伤的困扰，是我长久以来一直思考的问题。令我颇感欣慰的是，当我录制结束后身心愉悦地在电视台走廊里散步时，看见两位观众正在尝试我演讲中提到的前掌落地跑法，并请我现场指导。《健康演说家》尚未播出已取得成效，让我更加期待公映后给广大民众传输的满满正能量！

我与一群志同道合的朋友组建了运动团队"Team Ham"，一起训练结伴比赛，互相交流运动心得，总结出 coopfitness 概念。coopfitness 的范畴包括运动装备、训练方法、科学饮食、快速恢复、时间安排、交叉训练、核心力量等学问，都收纳于我们团队的微信公众号"coopfitness"之中，欢迎有志运动健身的朋友加入我们的团队，一起享受运动的快乐。

《健康演说家》给了我一个很好的锻炼机会，让我体会到只有力竭之时再努力坚持才能提高，这与运动的真谛不谋而合。在此我想表达衷心的谢意，感谢上海市卫生和计划生育委员会与上海教育电视台给我们搭建的绝好平台；感谢众多工作人员对我的无私指导，感谢三位评审老师给予的专业点评；感谢 Team Ham 队友的鼓励支持；感谢其他 18 位演说家教会我的很多很多。最要感谢的，是在我驰骋赛场，录制节目时照顾两位爱女的贤妻！谢谢你们！

互动花絮

- **贾伟平**：你非常有活力，你让我看到了我们学科发展的希望。而且你这样的展示方式非常好，从事运动医学的人如果不能现身说法说服你的患者，你在患者心中的形象就会大打折扣。但是今天你做到了这一点，起到了很好的表率作用。另外我觉得你今天的演讲非常精彩，你用生活中的实例，加以科学的方法来传递医学科普，这让我看到了欣喜。你的爱好也让我惊喜，跑步可以激发你的激情，如果一直用跑的状态来面对生活，你就是一个激情永存的人。

- **曹可凡**：晓春是现身说法讲科普，对于一个医生来说，现身说法非常重要。我突然想起我在医院皮肤科实习的时候。有位斑秃专家老师给我们讲斑秃，可是有一天我看到他把帽子摘了之后他本人就是个秃瓢。虽然他是脂溢性脱发，和斑秃不一样，但是你会觉得他来给你讲斑秃说服性不是太高。今天你现身说法，来完成正确跑步姿势的宣讲，我觉得你是位好医生，起到了非常好的榜样作用。

- **胡展奋**：首先是学习了。没想到跑步有那么多的学问，我们一般很少有人知道应该采用前脚掌落地来跑步，这让大家很受用，向你表示感谢。

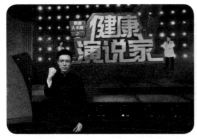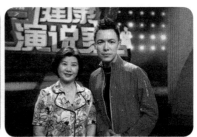

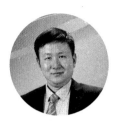
>>> 陈　晟　上海交通大学医学院附属瑞金医院神经内科医生。

神经科可谓是所有学科中最为辛苦、最富有挑战性的学科，有人把神经科比作 god medicine（上帝的医学）很是贴切。尽管辛苦，但我深深热爱这"上帝的学科"。个性开朗的我有时也在疑难杂症面前陷入苦思。音乐和艺术也是我所热爱的，我相信，音乐和医学是融会贯通的。在我的生命中，医学是我的爱人，音乐好比我的情人。我希望大众能够真正了解医生的生活，理解我们的这份艰辛与执着。

莫让脑卒中击倒你 ◁◂

2014 年 12 月的一天，一位年轻白领在上班途中突然发生头晕，随即感到语言表达费力和右侧肢体乏力，起初他没在意，8 小时后，他症状加重才来到了医院，到了医院，他右边肢体几乎已经完全瘫痪了。他被诊断为急性脑梗死。我们随即对他进行了救治，很遗憾的是，他错过了最佳治疗时间窗。虽然没有生命危险，却留下了后遗症，语言表达障碍，口角歪斜，右边肢体无力，麻木和僵硬。

他只有 45 岁，是某公司的高管，从此却得像一些七八十岁的老人一样，每天口服一大把药物，生活质量大打折扣。他很纳闷：我平时很健康，年轻又有活力，怎么可能得这个病？他告诉我，平素工作很忙，应酬特别多，吸烟，喝酒，也从来不做定期的体格检查，因为平时没觉得有什么不舒服的地方。

入院之后，我们的检查发现黄先生的血压、血糖和血脂都很高，系经典的三高人群，通过血管造影，发现了他的脑动脉有硬化和狭窄。我们告诉黄先生，他脑梗死的发生绝非"偶然"。

黄先生的这种病称为脑卒中（俗称中风），每到冬季，神经内科急诊总是忙碌不停。入冬是脑卒中高发的标志。脑卒中可以分为缺血性脑卒中（脑梗死）和出血性脑卒中（脑溢血）。前者是脑血管被血栓堵住；后者是血管脆性增加，血压突然增高导致脑血管破裂。脑卒中多骤然起病，让人措手不及。公众时常会认为，脑卒中仅仅在老年人群发生，离自己很远。

否也，像黄先生这样，有些平素"貌似"健康的中青年人也成为脑卒中的袭击目标。

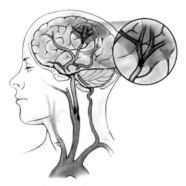
缺血性脑卒中（脑梗死）

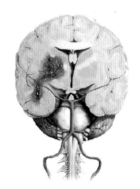
出血性脑卒中（脑溢血）

中青年脑卒中是指发病年龄小于 50 岁的脑卒中，占全部脑卒中患者的 20% ～ 30%，而且比例逐年递增。中青年患者脑卒中的潜在病因仍然以动脉硬化为主，但其他因素也不能忽略，这与老年患者脑卒中病因有所不同。其他中青年脑卒中的原因还包括心脏的栓子、脑血管畸形、血管炎，梅毒的感染和一些遗传性疾病等。

那么，我们能够做些什么才能够不让这种老年病发生在我们年轻人身上呢？又有哪些预警症状能够提示可能到来的脑卒中呢？平时的预防和治疗又需要注意哪些内容呢？

◎ 提高警惕，发现身体潜在的高危因素

老年化当然是高危因素，因为血管逐渐硬化了，狭窄了。但对中青年人群来说，高血压、高血糖、高血脂、心房颤动、吸烟是独立的危险因素。烟草对于血管内皮的破坏力巨大。一些药物的滥用、先天血管发育的异常、一些病菌的感染也是中青年脑卒中的重要原因。不良的生活习惯、酗酒、疲劳、因便秘而需用力排便等也是脑卒中发生的诱因。莫让脑卒中击倒你，首先您就得评估一下有没有这些危险因素。如果有，就应当去医院，通过药物，通过改善生活习惯去控制这些危险因素，防止脑卒中的发生。注意：您平时身体硬朗，没有任何不适，并不代表您身体内有可能已经形成了一些潜在的高危因子。

◎ 警惕脑卒中出现的预警症状

出现脑卒中的预警症状用"FAST"归纳如下：

- ¤ F：Face，突然发生的口角歪斜、流涎。
- ¤ A：Arm，突然发生的一侧手脚无力、麻木等。
- ¤ S：Speech，突然发生的言语不能或言语不清。
- ¤ T：Time，时间。

在这里，我想提一个问题：您觉得黄先生发生了症状，等了8个小时才来就医对不对？显然是不对的。脑卒中有"黄金抢救期"。如果是脑梗死，这个时间窗是4.5小时。4.5小时内我们可以"溶栓治疗"，就是用药物把栓子溶掉，恢复脑供血，促进康复。如果是脑出血，如果不及时送医耽误了黄金时间，出血量增大，很可能危及生命。所以，有任何一个症状，及时就医才是正确的。莫让脑卒中击倒你，一旦出现可疑的症状，迅速就医才能够增加康复的概率。

◎ 即便错过了最佳的治疗时间，也不要轻言放弃

尽管脑卒中的致残率非常高，但要相信医生是你们的朋友，是与你们站在一条战线上，一同面对疾病的亲密的伙伴。所以，要在专业医生的指导下，合理的药物治疗和康复治疗的方案。这样能够最大限度防止脑卒中的再次发作，促进机体和身心的康复。

四五十岁，正当年，人生的黄金时期，社会需要你，家庭需要你，请莫要忽视自己年轻的身体。让我们一起期盼健康之美在生命中乘风破浪，尽情绽放。

参赛感想

浅谈脑卒中的大众就医误区

《健康演说家》——一个让年轻医生与观众亲密接触的医学科普栏目，这样一个年轻医生展示和历练的舞台，给了我太多的收获。走上这舞台，我深深地认识到自己的职责已经不仅仅是个神经科医生，更是一位传递健康知

识，让大众能全面了解疾病常识的"演说家"，是健康的"使者"。我深深地爱上了这个栏目，热爱这个栏目为之付诸艰辛的编导们。

演讲之余，我也思考着。大众对于这种疾病能否有准确的认识，他们又容易陷入哪些有关疾病的误区呢？我的微薄之力能否帮助他们走出误区，实现康复呢？我想先简单谈一谈脑卒中患者容易走入的误区。

◎ 误区一：对于自身基础疾病认知的缺乏

一大部分的脑卒中的患者发病前未有任何的就医记录。他们总是会对医生说，平时身体"硬朗"，实在没有办法接受突如其来的疾病。像脑卒中这些血管疾病却偏偏"挑选中了"平素身体"貌似健康"的他们。这其中牵涉到了广大民众对于疾病科普知识的缺乏。缺乏对自身基础疾病的认识，缺乏对于"危险因素"的认知。没有症状并不代表真正的"硬朗"。平时看门诊的时候，我总是喜欢叮嘱我的患者，年过 60 啦，要多找家庭医生看看、聊聊；瞅瞅您身体内部有什么"安全隐患"吗？比如高血压、高血糖、高血脂、心房颤动等；还有就是"万恶之首"，您吸烟吗？

◎ 误区二：小病拖，大病急

广大民众常常习惯于小病"能忍则忍"。有一些轻微的不适，比如肢体的乏力、麻木等，时常不引起重视。经常抱着等等看的想法而不及时就医。而一旦症状加重又时常陷入六神无主的境态。要知道，对于脑梗死来说，4.5小时就是"生命的黄金抢救时间"。一旦出现症状及时就医和延迟就医的预后有着天壤之别。当然，公众也应该了解到，有些严重的、进展性的脑梗死，仍然是医学的难题，即便早期诊断和用药、疾病也可能进展，致残甚至危及生命；一些大面积的脑出血也甚为凶险，即使及时就医，也可能预后不良。遇到这种情况，需要您的理解，也需要您能够给医学一些时间去攻克这些难关。

◎ 误区三：脑卒中的康复，并非仅仅是医生和患者的对话，更是家庭和社会的责任

我有一位急性脑梗死的患者，疾病经过治疗后已经进入了稳定和康复的时期。她却坚持不肯出院，好不容易做通了思想工作离院之后，她又常常到病房来找我说，"陈医生，能不能让我再住院挂几天水"？我问她："阿婆，

为什么呢？您应该在家庭照料下渐渐康复啊"。她沉思了很久终于道出了实情：她的儿女没有办法照顾她，她的老伴儿也已经过世了，她只相信我们的医院，相信这里的医生，想多和医生说说话……我听了很心酸，也一时不知道该怎么回答她……

在这里，我想要强调的一点，脑卒中患者的康复不仅仅是患者与医生的密切配合，更重要的是来自家庭的帮助和支持，家庭康复理念的建立，心理压力的疏导。我想，像这位阿婆的情况绝非少数。其实，脑卒中患者的院内治疗仅是治疗过程中很小的一个部分。此外，脑卒中患者的康复仅仅依靠每个月来医院配些药物是远远不够的。患者最终需要回归社会，回归家庭。社会和家庭的康复对于患者社会功能的恢复及身心的健康意义非比寻常。绝大部分的脑卒中患者出院后或多或少会有心理方面的问题，或焦虑，或悲观抑郁，甚至有放弃生命的想法。我们深知，这些身心问题的治疗仅仅依靠药物是远远不够的。社会和家庭的支持，家人一个真诚的微笑，一句鼓励的话语能胜过医生千万遍的叮嘱。家庭的康复需要制订完备的康复计划，比如服药计划、语言康复计划、肢体运动康复计划、心理疏导计划等，这绝非易事，是"浩大"的工程，需要在家庭医生指导下逐步完善。我想说，亲爱的家人，你们才是我们康复最大的动力、支柱和功臣！

最后，我希望大众能够真真理解医生的生活，这份艰辛与执着。这份对于你们康复的期盼之心。你们的健康是我们最大的心愿；你们的理解是我们付出的动力。

互动花絮

- 贾伟平：现在脑出血的发病趋于年轻化了，主要的原因是什么？
- 陈晟：大多数年轻人发生脑出血是因为血管畸形导致血管破裂，由于高血压导致的脑出血在年轻患者中也不少见。据调查上海有 7% 的人群有血管瘤。不良的生活习惯很容易成为脑出血的诱因，对有家族史的患者，我们应当做好危险因素的筛查工作，同时改变不良的生活习惯也很重要。

- 曹可凡：坊间流传说要防止动脉粥样硬化，可以常年低剂量服用阿司匹林，这种做法到底好还是不好呢？

○ 陈晟：如果你有危险因素，比如吸烟、糖尿病或血管基础性病变，那在医生的指导下低剂量服用阿司匹林是利大于弊。如果年轻人身体健康，平时又有锻炼，或者是中年人没有任何危险因素，这个时候服用阿司匹林是弊大于利。任何一件事都有利和弊，我们应当按照自身情况来进行权衡。

● 胡展奋：阿司匹林对肠胃是不是有不适的情况？

○ 陈晟：有。

● 胡展奋：我的血压一般徘徊在 90/120 毫米汞柱，我需要担心脑卒中风险吗？

○ 陈晟：其实舒张压超过 90 毫米汞柱，收缩压正常，我们称之为单纯型舒张期高血压，这种高血压是非常常见的，特别是在年轻患者中。像您这种低压高，高压并不是很高，说明你血管弹性还可以，早期发现可以早期干预，主要是控制饮食和多锻炼。

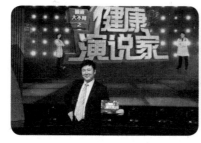
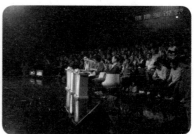

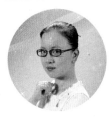

>>> **侯霄雷** 上海中医药大学附属岳阳中西医结合医院副主任医师。受父亲的影响，我走上了学医之路，这条路我一走就是十八年。在别的孩子还在唱儿歌的时候，我却与《内经》相伴。从医十八年，患者对我的信任和认可，让我更加爱上了中医事业。走上了管理工作岗位，让我对医学与人之间的关系有了更加透彻地认识。我爱中医事业，这条路我会一直走下去。

今天你拉了吗 ◁◀

　　"吃了吗您呐？""吃了吗哥们？"，中国人见面总爱这么一问，尤其在北京。相信大家都明白这句流行于中国民间的经典问候语，既不是请你吃饭的意思，也不是让你请吃饭的意思，它只是问候，相当于"hi""你好吗""How are you""啊你啊赛哟"。

　　随着社会的发展，我国日益融入世界经济、文化大潮之中，我们已经进入全新的资讯时代。不仅能够方便地购买到报纸、杂志、书籍等平面媒介物来获取知识，还能够通过手机、平板电脑等移动通讯终端轻易地获取数码资讯。时代的变化影响着人们生活的每个细节，包括排便这个人类最基本的生理行为。不少人慢慢地形成了如厕时看书、看报、玩手机的坏习惯，导致排便紊乱，从而引发一系列健康问题，诸如便秘之类的现代文明病在不经意间悄然蔓延。与此同时，竞争的压力、超快的生活节奏，有点儿起、没点儿睡的作息习惯带来的各种负面影响，经济的发达、物资的丰富多样、片面追求食疗、药疗的极端理念又主导了另一个矫枉过正的饮食方式，我们现代人的消化道不堪重负，曾几何时，本属人生一大享受的排便却成了我们中27%的人群苦痛的难言之隐。社会发展，科技进步，健康理念亦当与时俱进，今天，我们即将更新我们的问候语——"拉了吗您呐？"。我相信大家一定明白，我今天要说的——吃和拉一样重要！别每天只盘算着吃啥吃啥，咋吃，低头冥思之时是否也该留意一下这绝对私密却也不容忽视的人生大事呢？

　　大便，一个超级俗不可耐、不登大雅之堂的话题，却是每个人每天都不得不经历、甚至一便而后快的必修课。而便秘，还真是一个极其痛苦的难言之隐。

◎ 什么是正常大便

从频次来讲：每天解便 3 次直至 3 天解便 1 次，也就是 1 天解便 1～3 次，或者 3 天解便 1 次，都算正常。从量来讲，每次排便量约 200 克，换算一下是四两。再从颜色来说，正常成年人的大便为黄褐色，属较浅的颜色，形状为稍软的条形，排便时间 1 分钟以内，解便后一定有人逢喜事精神爽的畅快感。但你是否知道仅有 14% 的现代人能经常保持这种正常的大便习惯。换而言之，也就意味着，有 86% 的人群每天或经常便便很不爽？据统计，慢性便秘在人群中的发病率为 27%。不能天天排便，大便干结、拉得费劲，经常排便大于 1 分钟，能排出但总有未排尽感，排便时肛门痛，大便和屁的气味重，吃得多、拉得少、屁多、便少……在对号入座的时候，想一想，你在 14% 里？还是在 86%？你是否已经或即将跨入那 27% 的便秘行列？

你知道吗？长期便秘不仅会累积毒素、影响美容、导致肥胖、产生体臭、诱发癌症，甚至不过拉个粑粑的事，有可能把命都送掉了！行文至此，各位有没有觉得"今天你拉了吗？"还真是一个事关民生的大事？那要保持良好的大便习惯，究竟应该怎么做呢？

¤ 有便意的时候要及时如厕，以免造成习惯性便秘。尤其是工作繁忙或者长期处于如厕地点较远环境的朋友，每天要按时解便，千万不要常忍便意。如果能每天定时蹲一蹲，可以形成对神经系统的良性刺激，逐步建立定时、规律大便的良好习惯。

¤ 排便要专心，不要看书看报或者玩手机等。现在不少人都有排便时"自带娱乐"的习惯，这样的人早早晚晚都可能会跟痔疮交上朋友。

¤ 将每次排便时间控制在 5 分钟即可。如今不少人动辄需要十几分钟甚至半个小时来解决大便这一"浩大工程"，其实，五分钟够了，如果五分钟没有解决战斗也不要勉强。

¤ 养成健康的饮食习惯，多喝水、多做运动。饮食多样，定时定量，粗细搭配，荤素搭配，忌食辛辣、生冷等食物，避免过于精细和结构单一饮食，这些饮食习惯能够有效避免便秘的产生，帮助大便恢复并保持正常。另外，喝足量的水，多出门走走，适量运动，对于肠胃系统的正常运转也是非常有帮助的！

那要是已经跨入了 86% 的人群，偶尔或经常便便很不爽，甚或那 27% 便秘患者的行列，该怎么办啊？所以问题又来了——通便技术哪家强？

◎ 香蕉通便？你错了

最常见的食疗食品你一定会想到——万能的香蕉。但是香蕉通便的说法真的正确吗？其实，不然，这是一个经典误区。不是香蕉不通便，而是并非所有的香蕉都通便，只有熟透的香蕉才通便。

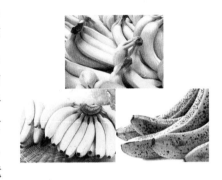

误区就在于：香蕉盛产于南方，尤其以东南亚著名，熟透了的香蕉特别不易保存。在中国北方包括大部分城市市面上销售的香蕉，在从产地运送过来之前，为了便于保存和运输，采摘香蕉的时候，不是等它完全成熟，而是在香蕉皮青绿时就摘下。因此我们吃到的香蕉很多是经过温热环境催熟后才成熟的，虽然已尝不出生香蕉的涩味，但生香蕉中的鞣酸成分仍然存在。鞣酸具有非常强的收敛作用，从而造成甚或加重便秘。

◎ 吃泻药？千万谨慎

吃了香蕉没用，某些人就会求助于泻药大众可能会选择，市面上一些非处方的通便药或打着保健品旗号的减肥药。比如果导片、大黄苏打片、麻仁丸、番泻叶等。殊不知，这类药品中常含有大量对肠胃有极强刺激性的成分，这些成分虽然可以在短期内加速肠道排便，但是长期服用会造成结肠黑病变，导致便秘恶化。不仅如此，长期服用泻药还可能导致肠黏膜病变甚至发生癌变。借此机会给大家一个忠告：短期的大便困难并不复杂，千万别自行滥用泻药，或赶时髦去洗肠，肠道功能或菌群被药物破坏之后的顽固便秘是任再优秀的医生都可能回天乏术的。换言之，专业的事还是交给专业的人去做比较好。

健康是人类追求的永恒主题，医学发展的目标绝不纯粹局限于治病救人，持续有效地健康促进、提高全民身体素质、减少疾病的发生、丰富人类与疾病斗争的武器，更是每个医务工作者终生奋斗的终极目标。发达国家的经验证明，8% ~ 10% 生产力的提高是由于国民健康

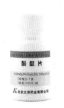
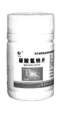
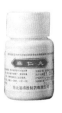

状态改善而实现的。三分之二的疾病和过早死亡是可以避免的，引起人类死亡的因素，70%以上是能被人所控制的。而中医对防病、养生有独特的优势，古人早有"圣人不治已病治未病，不治已乱治未乱"的名言。而"治"，并不仅仅开始于患者步入诊室，医学知识的推广，让更多的百姓了解自己、关注健康。医生除了疲于奔命地与各种疾病做斗争外，更大的战场是为每一位民众搭建一个能够防病、免病、走在疾病发生之前的美丽舞台。

希望从看了我今天的分享内容开始，大家能在每天如厕之后常回头看看，关注一下自己的便，做到了解自己，了解健康。愿大家每天便一便，健康伴一伴。

参赛感想

我是"特种兵"

"今天我，终于站在这年轻的战场，请你为我骄傲鼓掌；今天我，想要走向这胜利的远方，我要让这世界为我激荡……"

没有战火，没有硝烟，《健康演说家》开创了年轻的战场，借所有的传媒平台以滂沱之势盛装鸣枪。"军号已吹响，钢枪已擦亮"，我们19位医学科普的"特种兵"，齐集亮相，吹响了与疾病、垃圾食品、不良生活方式，乃至种种健康谣言做艰苦斗争的"集结号"！

我们不是医学专业的鼻祖泰斗，我们不是卫生领域的业内权威，我们更不是传播媒介的明星大腕，我们是一群怀揣着人类健康之梦想、肩负着治病救人之使命的青年医师，却共同承载着专业科普的希望、维系着医界与百姓民众的桥梁。我们用知识、用激情、用理性、用爱心，用最平实、最生动、最幽默的语言，用最能"hold"住你的故事，传播医学科普知识、引领正确的生活方式、释放为人类健康事业奋斗的正能量，我们是实践医学专业科普的"特种兵"。

整装编队、箭已离弦、枪已上膛，在剑拔弩张、万事俱备、蓄势待发之际，请你回眸——是谁成就了我们？是谁让我们从一名普普通通的医生一步一步成长为——"健康演说家"？在享受鲜花、掌声、喝彩和光环的时候，你是否记得在我们身后的这支默默支持我们的强大队伍？你是否还惦记那些引领、打造、包装我们并将我们推向舞台和镁光灯下的幕后英雄们？

是谁为我们设计并创造了这个年轻的战场？是谁搭建并将这一个人的舞台修饰得美轮美奂？是谁在你半夜赶稿、交稿之后依然挑灯夜战、为你的"毛坯"润色？是谁为你那过于专业、太多术语的文稿走向大众化、平民化煞费苦心、绞尽脑汁？

你可曾知道从你那"吾家有女"的初稿直到台上利落8分钟、让你慷慨激昂、张弛有度的成稿，那过程中曾经几易其稿、费尽周折？你可曾知道为了斟酌一个专业的选题、讨论一场演讲的顺序、完善一种公平的竞争方案，有多少人、用了多少时间，在多少个华灯初上的傍晚仍然坐在会议室的桌边？你可曾知道你在舞台上光鲜亮丽、完美演绎牵动了多少人的心弦，他们像看着自己的孩子一样看着你，为了你的成功而欢欣鼓舞？

你可还记得当你抱怨总是逼着你不停地走台、彩排、在暗无天日的演播厅中一待就是一整天，却有许多人到得比你早、走得比你晚，依然不曾多说一句话？你可还记得当你临登台之前紧张的情绪使你手足无措，那一个鼓励的眼神、充满信任地点头、举起臂膀并轻轻握拳为你加油，安抚了你的慌乱无助？你可还记得那耐心细致、不遗余力地将你精心装扮，让你从一介凡夫俗子、庸脂俗粉、瞬间蜕变为男神女神的他们吗？你可还记得在你上台之前为你别上无线耳麦、体贴而温柔地道一句"别紧张"，又在你下台时默默地递上一瓶水、给了你一个温暖的微笑的她吗？

你一定不知道为了这个项目的启动、推广和尽善尽美，有多少人加班加点、夜不能寐；你一定不会去了解当你完成演讲从舞台华美转身之后，又有多少人沉浸在后期制作的泥沼里，剪辑、合成，为的只是完整呈现你最完美的那一面；你也一定难以想象，19个人，每人8分钟，那背后的这支队伍到底有多么庞大……

我是"特种兵"，医学科普的"特种兵"，是我们这支兵团里的十九分之一。但将我们锤炼成"特种兵"的是一支默默耕耘、无私奉献、敬业执着、不求回报的幕后团队。这个无声的团队来自于各行各业，有医疗业界管理者，有行政领域宣传人，有健康促进的教育者，有出版业内的精英人士，也不乏网络信息平台的超级写手和撰稿人，而最大的团队则来自于传播业界的媒体人。他们，就是笔者前文所述的谁、谁、谁；他们，把我们推到光环下、自己却在光影的死角里默默付出；他们，就是我们——所有"健康演说家""特种兵"的缔造者，一群在光影背后却最不该被忘却的幕后英雄们！

我是"特种兵"，21世纪的《健康演说家》，展示了当代青年医生的医学人文风采，演绎着当代青年医生的医学人文情怀，追求着当代青年医生的医学人生梦想。医学专业知识的积淀是我们的灵魂和杀敌制胜的武器；业内管理层的行业引领是我们前行的灯塔；一个人演讲的舞台、摄像机和无线耳麦是我们的无敌装备，所有的传播媒介是我们征战的沙场；化妆师、造型师、服装师的精心装扮是我们的"迷彩服"和"防弹衣"；电视、网络媒体的宣传是我们战斗的号角；广大民众对医学知识的正确认知是我们的靶场；有着共同梦想的媒体人是我们的保障兼战友和坚强后盾……

　　我是"特种兵"，这是我一个人的舞台，我却不是一个人在战斗，我将与你们并肩，誓将医学科普实践进行到底。

互动花絮

- 曹可凡：如果出现了便秘的症状，在不吃药的情况下，有些什么更好的方法去解决便秘的问题，特别是对于老年人？
- 侯霄雷：如果老年人是因为胃肠功能下降引发胃肠道消化酶分泌的减少以及肠道动力衰减诱发的便秘，这种情况建议食疗，多饮水，多食瓜果蔬菜，或在温水中添加蜂蜜服用。但是，我们不建议老年人绝对地吃粗粮，因为过多的粗粮也会影响胃肠道的蠕动，建议大家粗细合理搭配。

- 胡展奋：庄子曾说过，道在便秘之中。也就是说人生很多，看上去很隐秘，其实是很重要的问题就在这个人的排泄物上面，我们千万不要因为它是下半身的问题，就藐视它？你不能藐视你的健康，我赞成！

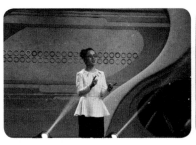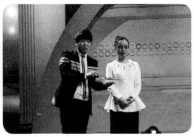

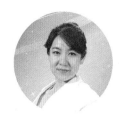

>>> **韩莎莎**　上海市血液中心输血研究所助理研究员。

我很喜欢这份工作，因为它是对人类生命真正有益的工作。我的理想是所有需要输血的患者都能够得到正确的输注。其实人类的血液系统除了 ABO 以外，还有很多种，至今已发现的人类血液系统已达到 35 种。在这个领域还有很多未知的东西等待我们去探索。未知带给我探索的欲望和挑战。我是韩莎莎，挑战，是我的使命。

我献血，我健康，我时尚 ◁◀

　　路上车水马龙，街边高楼林立，这些都使人不禁感叹上海真是一个国际大都市。但可能大家并不了解，这个大都市在 1 小时里会发生些什么？在上海，平均每小时会用掉 118 袋血，每天就会有 944 个患者因此而得到救助。计算下来，平均每年用掉的血液就有 100 余万袋，救助患者高达 30 多万人。有没有想过，是什么在支撑着这个庞大的血液体系？答案就是无偿献血。

　　关于无偿献血，有一个问题可能是大家最不能理解的，就是献血为什么要无偿。世界卫生组织（WHO）说，"自愿无偿献血是保证血液安全和充足的基石"。乍一看，我们很难将无偿与血液安全联系在一起。血液安全直接关乎患者的健康。那我们来设想一下，偿或者钱作为一种利益载体，无疑会给献血者带来激励和驱动。但如果献血者是为钱而来，很可能就会故意隐瞒自身的疾病或者不良生活习惯以获取利益。这样一来将给血液埋下极大的隐患，而以目前的技术手段还无法百分百剔除这些隐患。所以，为了保障血液的安全，保证患者的健康，就必须从源头下手。

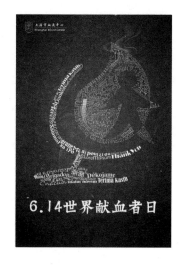

6.14世界献血者日

　　换而言之，献血者的健康呢？我想先带大家走进我们的血管，看看这个红红小镇。这里有涓涓流淌着的河流，还有生活着的三兄妹：老大小板哥，个头小但本领大，城墙破了全靠他；老二红小兵，是个快递员，负责输送氧气；三妹女汉子粉贞德，消灭外敌不手软。他们各司其职共同维护小镇的安宁。三兄妹就是血液的主要有形成分。如此，既然他们各有分工、不可或缺。那么献血之后我们的红红小镇是否还能安宁？实际上，他们都不是一个人在战斗，而是都有一支超强战队，且其中很大部分是预备役。他们同样会生老病死，有新旧更替，会"一个倒下，千万个站起"。能不能安宁主要看倒下的数量是否小于补给的数量。

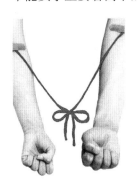

WHO 数据显示，一个健康成年人的总血量约为 4 000 ～ 5 000 毫升，其中有 20% 是预备役。而我们每次的献血量为 200 ～ 400 毫升，不超过总血量的 10%，远小于预备役数量。所以，献血后我们依然有足够的三兄妹来堵洞、供氧和杀敌。另外现在还有一种成分献血，只需要捐献血液中的血小板，也就是小板哥，它寿命本来就很短，所以更新换代只需 1 周。因此，献血对身体的影响是微小的、短暂的、可恢复的。

然而与此对应，与我们血管相连的那些患者，他们的疾病往往是凶猛的、严峻的、漫长的。血液对于他们起到的是起死回生的作用。

我想跟大家分享一个故事，就从一封信说起。写信的小朋友叫王义昊，年仅 8 岁就患上了白血病。他在信中写到，"阿姨，你知道吗？医院的病房里每天都上演着死亡游戏。我很害怕，害怕睡着后就再也睁不开眼睛，害怕再也看不到爸爸和妈妈了~~~~"。在中国有 400 万的白血病患者，其中有一半是像昊昊这样的儿童，他们大多每 5 天就需要输注一次血小板。有段时期昊昊特别危险，当我们在病房中看到他的时候，他已经因为血小板过度减少而导致了皮下组织的自发出血，小小的身体上，满眼都是紫色的瘀斑。本想鼓励他要勇敢，他却拉起了我们的手，轻轻地说了一声："我不疼"。

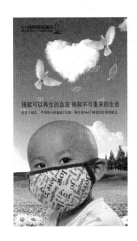

这一句"我不疼"碰触到了我们心底最最柔软的地方，相信任何人在面对像昊昊这样的小朋友时都不会袖手旁观。所以，昊昊得救了。在你我的身边有许许多多的热血英雄在奉献着他们的爱心。他们可能很平凡，我们甚至叫不出名字，但他们就是可以救人于危难的 superman。

在这支队伍中，还有很多熟悉的身影。比如吕良伟、翁虹等，他们或挽起衣袖，以实际行动告诉我们献血其实是一件很酷的事儿；或通过深入生活的宣传，来消除公众对无偿献血的误解和恐惧，让无偿献血成了一项触手可及的"时尚公益"。

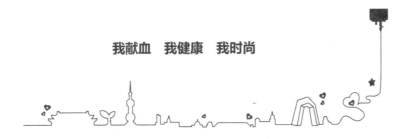

在这充满爱的都市生活中，无偿献血已成为一种"新风尚"，它牵动着城市的脉搏，体现着城市的温度。这是号召更是引导，是感动更是行动！我献血，我健康，我时尚。让我们共同努力"为爱举手"！

参赛感想

用青春做科普

青春，是一首歌，它不是简单的 repeat，而是 hiphop 和 rap，节奏炫酷、内容多变；青春，是午后的明媚阳光，它不如朝阳夕阳那般唯美和煦，而是张扬跋扈的刺目，却真挚地温暖到每一个人；青春，是一幅梵高的油画，浓墨重彩，又充满想象。医学科普亦需要穿上青春的外衣，注入青春的思想。

这是 2015 年的春天，当我从上海教育电视台《健康演说家》的舞台上走下来时所体会到的。这是一个不一样的舞台，它是没有专家教授、没有一板一眼的教育类节目；虽不是娱乐节目，却时而欢声笑语，时而泪眼婆娑。

是这个舞台让我对医学科普有了重新地认识，对医学科普的方法也有了反思。在此之前，科普对于我而言，是比赛是任务，我并没有把它当作一件特别有意义的事情，或者说并不认为它可以拯救世界，挽救人类。就像人类与疾病两军对垒时，科普它不是军械库里的武器，不能刀刀见血、枪枪致命；

也不是浴血奋战的士兵，不能挥枪弄棒、奋勇杀敌；亦不是端坐帐中、羽扇纶巾的指挥谋士，不能运筹帷幄、调兵遣将；最多，科普也就是个炊事员，能给战士们改善下伙食，提高点生活质量。

但是，当我看到演讲中垃圾食品脂肪含量的惊人数据，见识了其中的邪恶配方后，就暗自下定决心要拒绝诱惑；在"解开肺小结节之谜"之时，听说小于 5 毫米的肺磨玻璃结节可以当它不存在，于是在我拿到今年的体检报告时就没有忧心忡忡、暗自神伤；在听说了好的睡眠胜过面膜，不花冤枉钱也可以创造黄金睡眠后，我就偷偷把生物钟往前调了 1 小时，关了小夜灯，并告诫自己提高工作效率，尽量不熬夜。我这才意识到科普正在改变着我的生活，这种改变是潜移默化的，是润物细无声的。我恍然大悟，医学科普对于健康的意义竟如此之大。你见，或者不见它，它就在那里，给你自己的抵抗力。

于是我下定决心要把这件意义重大的事情做好。那怎样的科普才可以改变和润泽他人？这个问题陪我度过了一个个不眠之夜。上海市卫生和计划生育委员会和上海教育电视台的老师们告诉我：一个好的科普演说最首要的是要有吸引力。吸引力这个词让我一下想到了磁铁。如果我是一块磁铁，那么得先了解对方是正极还是负极，有的放矢才能异性相吸。所以，要有吸引力，就必须了解大众。我演讲的目的就是消除公众对无偿献血的疑虑，号召更多的人来奉献爱心。根据法律规定，我国献血者年龄为 18～55 岁，就目前统计，其中年龄在 30 岁以下的献血者占到了总人数的 75%。换言之，年轻人是无偿献血的中坚力量，他们也正是我演讲的主要受众。

作为 80 后的我立刻明白，传统教科书式的"首先、其次、再次"可能很难吸引他们的眼球，更不用说 6 分钟内时刻把握他们的注意力。90 后的小表妹告诉我：新奇的、有趣的、酷和时髦的才是吸引她的。于是，在演讲里我加入了庞大的数字来激发他们的好奇心，把枯燥的科学知识编成了有趣的动漫故事以唤醒想象力，还加入了明星献血的号召，以偶像和榜样的作用来赋予无偿献血酷和时尚的感觉。我反复斟酌着，究竟是"我们一起探讨"好，还是"我们大家一起来设想一下"好；是"让我们一起探秘人类血管"好，还是"带大家一起走进我们的血管"好。目的就是希望能找到更合适的语言，给听众更好的带入感和画面感。我还去看了很多人的演说，比如柴静、梁植等，他们讲述的主题不同，风格不一，但其中有一个共同点，就是都有真实的故事，都饱含真挚的感情。我一遍一遍地把白血病患儿王义昊的故事讲给我的爱人听，直到把他听得眼泛泪花。在这个过程中我逐渐学习和认识到，科普也好，演说也好，在有吸引力的前提下，真挚是最能打动人并最易被人所接受的。

其实酷炫、想象力、真挚……这些都是青春的标签。塞缪尔·厄尔曼说：青春不是年华，而是心境。用青春做科普，不仅仅是指医学科普极其重要，值得用大好的青春年华把它当作一项事业去经营；更是指我们要用青春的心境和真情卸掉科普传统故旧的包袱，并给它插上翅膀。有青春，自轻松。奔跑吧，科普！

互动花絮

- **贾伟平**：你说献血没有危害，那么献血对身体有什么好处吗？
○ **韩莎莎**：网络上流传这样的说法，血脂高的人献血后血脂水平会下降。但是我刚才也讲到了，献血对人体的影响是非常微小的，短时间内血脂会有点下降，但是大方向上是不会有影响的。

- **贾伟平**：我帮你加把油，我觉得要鼓励男性同胞们献血，因为身体里的铁含量太高会诱发代谢性疾病。女性因为有生理性失血过程，会把多余的铁排掉，而男性通过献血来减轻体内的铁负荷是一个非常好的方法。希望男性同胞都更加积极地去献血。
○ **韩莎莎**：谢谢贾老师的宣传。

- **曹可凡**：我虽然有点缺铁，但我也献过血。我去献血的时候，就有人说你千万别去，献血之后会变胖，我不相信这种说法，所以坚持去献了。虽然后来的确变胖了一点，但我认为这跟献血没多大关系。所以对于献血会导致人发胖的说法，你能不能科学地为大家解读一下？
○ **韩莎莎**：我觉得曹老师特别的明智，献血本身是不会让身体发胖的。我自己就是个例子，我本人献过 3 次血小板，但体重并没有因此而发生变化。其实每次的献血量非常小，但是大家总是认为是一件很大的事儿，献完了以后喝鸡汤、吃肉、补铁，其实是这些因素导致了身体发胖。

我献血，我健康，我时尚

- **胡展奋**：是不是十八九岁的血液质量最好，像我现在的血应该是没人要的吧？

○ **韩莎莎**：血液供应临床之前都要经过各种各样的检测，以确保临床用血的安全性。献血的年龄范围是 18～55 周岁，既往无献血反应、符合健康检查要求的多次献血者主动要求再次献血的，年龄可延长至 60 周岁。

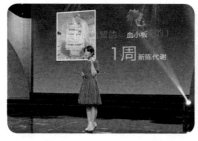
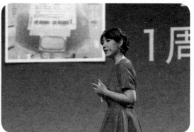

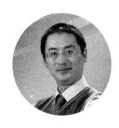

>>> 张 霆　上海中医药大学附属龙华医院骨伤科副主任医师。
他的职业成长有着必然和偶然。他的母亲也是一名医务工作者，所以他非常崇拜医生这个职业。而少时的爱好使张霆成了杨浦区的武术队员。由于中医和武术有着共通的起源，通过共同的熏陶，他也渐渐走近了中医。尤其是天天与跌打损伤擦肩的日子，让他对骨伤学科产生了巨大的兴趣和热情。除了本职工作之外，张霆也非常重视推广青少年及中老年人急性损伤院前救治工作。救死扶伤不仅仅是医者天职，更是张霆视之为神圣的使命。

工作突出，椎间盘别突出 ◁◀

今天我要先介绍几位工作表现比较突出的人，美国篮坛巨星霍华德先生，足坛风云人物伊瓜因先生，我心目中永远的体操王子李宁先生。上海中医骨伤界冉冉升起的一颗小明星（我）。我想请问大家，能否说出我们的共同点是什么？都是男的？都很帅？谢谢大家，其实我想说的是：我们都在年轻的时候患了腰突症。

腰突症这个名称大家应该不陌生！现在一有腰痛，大家都会想到："我是不是患了腰突症？"但是腰突症到底是什么情况，我相信很多人应该不是很清楚。其实腰突症只是小名，它的全名叫腰椎间盘突出症。顾名思义就是腰椎里的椎间盘向外突出导致的疾病。

○ 什么是腰椎间盘

它是位于我们腰椎里骨头和骨头之间的软组织结构，它维持了我们脊柱的稳定，并具有缓冲作用。它让我们的腰椎不会分离错位，也不会互相撞击产生损伤，这主要是由于椎间盘是由里面胶冻状的髓核和外面非常致密的纤维一层层的环绕组成（其实椎间盘的结构还包括上下软骨板，但软骨扳结构对早期椎

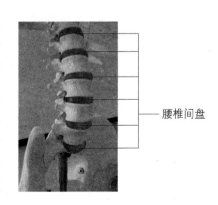

腰椎间盘

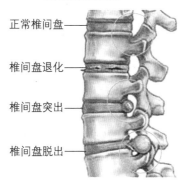

椎间盘常见病变

正常椎间盘————

椎间盘退化————

椎间盘突出————

椎间盘脱出————

间盘突出影响不大，仅于椎间盘突出后期诱发软骨盘周围增生骨赘等现象，因此暂且不在这里介绍）。

一般来说，单纯轻度的腰椎间盘突出并不可怕，不会引起任何症状，很多人都可以正常生活工作。但是要是突出的椎间盘刺激到旁边的神经，我们会感觉到腰部疼痛，以及下肢的麻木、疼痛。轻则不能站立行走，重则卧床不起，辗转反侧，彻夜不眠；更严重的可以导致大小便异常以及性功能障碍。

什么原因导致腰椎间盘突出的发生

我的答案主要是两个：要么是椎间盘先天构造缺陷，要么是由于后天损伤所导致。先天因素导致的腰椎间盘突出我们很难回避，但后天伤害导致的腰椎间盘突出我们可以想办法尽量避免。

那哪些才是后天伤害因素呢？打篮球、打高尔夫、武术等，这些腰部前屈快速地扭转常常会导致我们年轻人腰椎间盘纤维环破裂，这也是年轻人发生急性腰突症的主要原因。

但是有很多病人会跟我们医生说：张医生，我从来不做运动，但为什么还是会发腰突症？那大家来看看这些动作，侧弯腰坐、单肩背包、单手抱孩子、搬重物、弯腰左右拖地板等，这些可能是我们每时每刻都可能会接触到的动作，却都是慢性椎间盘突出症的主要原因，这类损伤导致腰椎间盘突出的概率远远高于前面所讲到的急性损伤。

怎样明确知道自己是否得了腰突症

很多人会说去医院拍个 X 线片看看就好啦。其实这个观点是错误的，有研究表明 X 线摄片对腰突症的诊断正确率仅仅只有 60%，大家是不是觉得这个数字很低，难以接受吧？

所以我的建议是请你请跟我三步走：

第一步，自我观察。一旦你有腰痛，你要先自己观察一下。如果只有腰痛或只有腿痛的话，腰突症的可能就比较低；但如果你是腰痛的同时伴随着单侧下肢后方的疼痛不适，就有可能是腰突症了，需要走第二步。

第二步，到医院请医师给你做个体格检查。请你到医院专业骨科医生那边做相关的体格检查，专业医生会帮你腰后面敲一敲，按一按，伸手帮你把腿抬高看看。别看这些动作很简单，但是医生做了这些检查后若告诉你可能是腰突症的话，你被确诊为腰突症的可能已经达到 90% 以上。

第三步，做磁共振进一步筛查。有些患者对做这个检查有恐惧，怕有射线辐射，我可以很负责任的在这里告诉你磁共振没射线！对身体没太大伤害，但它可以全面地观察腰椎间盘病变状态以及压迫神经的程度，并且还可发现普通 X 线和 CT 检查不能发现的神经肿瘤等病变。所以若有需要，请大家放心进行检查。

所以，请大家记住，如果你有腰痛，请不要耽误，一定要跟着我学会 3 步走哦！第一步是自我观察；第二步是医生检查；第三步是磁共振检查。

最后我要再次提醒一句，"当我们年轻时，工作要突出，椎间盘千万别突出"。

参赛感想

健康演说成就大家

有幸参加由上海市卫生和计划生育委员会与上海教育电视台共同推出的健康演说家这个节目，也非常荣幸成为健康演说家讲师团成员。通过这次活动，我由此见识到了上海市卫生和计划生育委员会宣传处领导的睿智！我也认识了上海教育电视台的优秀制作团队，感叹于他们为大众健康不辞辛劳的无私付出！通过这次活动我也认识到了我的不足。所以参加这档节目是我学习和成长的过程，我非常感恩这次活动的组织方！在此我想说说此次参加《健康演说家》的感想。

○ 以健康演说的方式来成就广大民众的健康，善莫大焉

这次接到通知说有这样一个节目，我立刻报名参加了，原以为是到社区授课，没想到了现场才知道是以短时间演说电视播出的方式进行，这是我以前从来没有涉足的，心中不免有些怯场，其实平时每年几乎都有十几次去社区讲课或者健康讲座义诊等，都已经完全习惯了，几乎可以信手拈来。我非常喜欢

健康讲座的形式与民众交流，尤其是近几年网络和商业广告的盛行，导致了很多虚假或不合理的伪健康资讯充斥我们周围。很多百姓没有识别能力，常把一些表面上看有道理的言论奉为真理，切实践行，结果导致了一些伤害！因此，借助于上海教育电视台各媒体平台，我们这些专业的临床医师有义务有责任进行专业的健康宣教！让我们的广大民众都能看得到，让大家看了我们的节目都能拥有正确的，健康的医学知识。捍卫民众的健康，减少误区，成就大家健康的生活质量。所以我觉得这个活动办得好，是个大善事！

◎ 学会健康演说的方式成就我们医者大家，助靡巨焉

我通过参加这个节目，学习到如何在那么短的时间里讲重点，并采用适合的方法吸引观众的注意力，增进和拓展了自己医学科普教育能力！并且在这次活动中结识了一批优秀的临床和媒体人士，成为这个讲师团的一员，真是获益匪浅。

◎ 电视健康演说让我成长

作为中医骨伤学科教研室主任和大学的金牌教师，近20年的医学临床与教育工作经验不少，可是刚到现场接到讲演任务时竟然都不知道怎么开口了！这是与我们平时工作完全不同的一种方式，在5~8分钟内要说清楚一个主题，并且每分钟都要有一个注意点可以抖给观众，这对我来说实在是太难了！我看着别的队友伶牙俐齿、口吐莲花的样子，实在是自叹不如啊！我想到过放弃退缩，退出应该也不难吧！但我没有真的退出，因为我受到了鼓舞，受到各位领导和其他成员给我的鼓励，凭着自己对专业能力的那点自信，我继续站在了这个舞台。原先我是满怀自信地去展示自己，但慢慢地我发现我只是去努力参与，努力寻找自己的发光点。

这次我突然意识到我原先所接受的和现在正在进行的医学教育工作是不够完全的！我们一直在做的是教会学生如何做好医生，会看病，看好病就已经足够了！这确实已经很难了！但是，我经历了这次活动后突然发现我们做得还远远不够！因为我们确实需要医生，但我们其实更需要的是走出自留田的医生。现在我们很多的医生像是耕种自留田的农民，每天就是只为了自己的前途而在医教研三分地上很无奈的耕耘！这当然可以造福一些患者，但这对于我们人口众多的中国来说是远远不够的！我们专业的临床医生应该有着广博之心，应该更多地站上媒体平台告诉广大民众如何才能健康、如何规避

伤害、如何与疾病与不良生活习惯进行抗争。而这些医学斗士的培养是我们的责任，如此才能真正做到国强民安！

◎ 健康演说让我找到更多志同道合的队友

经由这次活动我又结识了一批医学健康教育的青年精英！我曾在汶川地震时会同共青团上海市委员会组织的各大医院青年医护人员共同浴血奋战；我也曾在国际 F1 大奖赛中与上海的各大医院外科、骨科、麻醉科医生共同组成医疗团队；我也曾跟着国际医疗团队远赴印度扶贫送医，我和众多青年医疗斗士共同战斗，共同经历血泪汗的冲洗！今天我又有了这样的机会与其他 18 位青年才俊共同努力，为全民的健康事业而出力，真是让我荣幸之至。

我相信，这次节目只是我们的首战，捷报频传，我将会和各位年轻的队友一起，依托我国各大媒体平台，继续为百姓健康宣教浴血奋战！我还要振作精神，为我国中医药事业培养更多能冲锋陷阵的医学斗士！

互动花絮

- 曹可凡：腰椎间盘突出症是一个常见病，我在生活中遇到很多中老年腰椎间盘突出患者，他们时常会有这样的疑问，一旦被诊断为腰椎间盘突出症，究竟是应该少动，还是应该加强运动？
- 张霆：我们要综合判断患者的病情，根据患者的病情来为他设定适合的运动量。如果说患者处于急性炎症期，活动时疼痛会明显加剧的状态下，我们建议患者尽量减少活动，尽量卧床休息。如果急性炎症期已经过了，长期制动以及疾病本身的损害可能会造成肌肉的萎缩和功能的萎废等，这时我们就会建议患者适当增加活动，但是这些活动也是有度的，因为腰椎间盘突出症患者有身体结构上面的异常，我们不建议过度活动。

- 贾伟平：你能不能给大家普及一下，为什么坐着不动，坐姿也很正确，为什么也会患腰椎间盘突出呢？
- 张霆：如果说在单纯的静态状态下，腰椎间盘突出往往不会直接发生，而是在静态状态改变的时候容易发生。它的本质是椎间盘产生了退变，椎间

工作突出，椎间盘别突出

141

盘的弹性和张力受到了影响，静态状态被改变时候，腰部肌肉力量收缩不平衡，即动态失衡。动态失衡状态会导致椎间盘所受应力的改变，从而诱发了腰椎间盘突出症。

● **贾伟平**：你是中医骨伤科名家施杞老师的学生，石氏伤科作为海派中医的经典流派之一，你认为石氏伤科与其他中医流派相比有哪些特色？

○ **张霆**：石氏伤科最大的特点就是紧抓气血，气血的概念和这个西医气血的概念有所不同。中医认为很多疾病，无论是急性病还是慢性病，都会导致我们气血功能的障碍，急者认为多是由于气滞血瘀，缓者多因为气虚血瘀。石氏伤科治疗理念紧扣气血，兼顾痰湿，针对慢性的筋骨病以及腰椎间盘突出症形成了特有的治疗方案，治疗效果也非常突出。

● **胡展奋**：你也是练武术的，你认为武术与你的专业是不是有相得益彰的关系？是如果体现的？

○ **张霆**：首先我举个例子，我在大学五年级的时候，正好患了腰椎间盘突出症。我每天早晨坚持打太极，一个月不到我的症状完全消失了，所以我现在还能生龙活虎站在这里。当然，这是举个例子，不一定能够在每个人身上重现。武术更多强调的是精气神，而中医就讲精气神，中医认为治疗疾病，只有精气神恢复才是真正的恢复。譬如说骨折愈合了，椎间盘切掉了，但是功能没有恢复，那就是精气神没有正常的恢复。

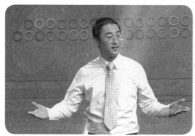
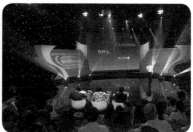

跋

王 彤
上海市卫生和计划生育委员会宣传处处长
中国医师协会人文医学专业委员会副主任委员

▶▷ 让健康科普年轻 时尚 流行

如今，北京、上海这类大城市的三级医院日门急诊量破万已成常态。但病是看不完的，医学科普的社会功效远远大于单纯的治疗。好医生不仅要会看病、会教学科研，还应会做科普。做好健康科普，可以有效提升大众的健康素养，使老百姓少得病、晚得病甚至不得病；同时，使社会对医学、对医生有更充分的认知，让大众明白医学的高技术性与高风险性，也让更多人能够理解医学的局限性和无奈。

《健康演说家》的灵感，来源于一次新民健康大讲堂。2015 年 1 月，上海市卫生和计划生育委员会组织了一批年轻的 70 后、80 后医生走进浦东陆家嘴金融区，为那里的白领人士送上健康讲座。在活动中大家发现，年轻医生很会讲科普，同时，年轻的白领人群也非常欢迎、很乐于接受这样的科普演讲。

怎么做好快乐而有趣的健康科普？怎么让健康科普"年轻"起来？这里的"年轻"包括两层意思：一是从年轻医生层面开始培养会做科普的医务人员，使之形成科普土壤与氛围；二是把健康教育的受众从中老年人延伸至更年轻的人群，使疾病预防的年龄线更往前推。假以时日，健康科普的社会效益就会显现，防病未然与医患和谐的双赢局面一定能够呈现。这些因素加上上海教育电视台、腾讯大申网等媒体的大力支持，《健康演说家》在上海应运而生。

《健康演说家》的创新意义在于，用全新理念做好医学科普、通过新媒体扩大受众面、用全新手法包装健康教育、全新展示医生形象等。医学科普一方面要权威，成为"健康谣言粉碎机"，但同时也要有趣、生动、好玩，形式新颖、寓教于乐。既要有接地气的语言，也要在时间等细节上考虑受众的感受，这些手段的运用，使得健康科普的受众面不断扩大，改变了以往都是老年人听讲的现象。还要展示演讲者的"颜值＋言值"，使之成为年轻医生的追求，在青年医务人员中流行起来。

我们把这档节目比作"年轻的战场"——医生不是用手术刀和注射器，而是用睿智的头脑、渊博的知识和仁爱之心，通过高清摄像机，通过无线耳麦，把健康知识传递给大众。改变不良的生活方式和习惯是世界上最困难的事情之一，但我们的年轻医生怀揣梦想、肩担责任，勇敢地和疾病、不良生活方式乃至种种健康谣言作艰苦卓绝的斗争。战斗的过程充满医学的光芒和科技的智慧，充满青春的风采和年轻的骄傲！

首届"上海健康演说家"

武晓宇　梁　磊　张世娜　王丹茹　徐　罡　孙奕波　乔　颖
王　骁　柯国峰　苏佳灿　陆　萍　彭晓春　陈海燕　陈　晟
马璐璐　侯霄雷　乐　飞　韩莎莎　张　霆

颁奖词

用最浅显的启迪，深耕健康与生活的智慧；
用最厚重的医德，唤醒众人对生命的关注。
在春风化雨中，你们用青春年华守望生命的火种；
在妙语仁心中，你们为百姓撑起一片健康的天空。

"最佳人气奖"颁奖词

侯霄雷
你用幽默与机智"Hold"住了一个
"难登大雅之堂"的命题，
你用医者的真诚与平实唤醒了人们对于难言之隐的深刻认知。

柯国峰
你带着青年医生的任性与坚持，
将健康科普变成一种时尚与潮流，让我们的舞台变得如此灵动。
90后，为你点赞。

孙奕波
你用科普知识架起医学和大众的桥梁，
让病症无所遁形，让谣言不攻自破，
你用科学解开患者心结，你用真情抚慰患者心灵。

张世娜

你将专业的诊疗导入社区家庭，
让患者"零距离"享受健康的福泽。
立誓成为百姓身边健康守护神的你，
选择的是平凡，但注定不平凡。

乐　飞

你用返璞归真的大众语言，将科学的健康观念广而告之。
并用形象生动的"肠治久安"，
激活人们对"健康久安""生命久安"的关注与期盼。

苏佳灿

你理解，心放在何处，才能让人倍感温暖；
你懂得，情安于何地，才能解开病患心锁。
医者赤子心，社会永远需要像你这样有担当的医生。

"特别奖"颁奖词

"漫画医生"——陈海燕

怀着满腔的爱心，用夸张的笔触，深入浅出地诠释医学，
多才多艺的"漫画医生"，你也是蛮拼的！

"酷跑医生"——彭晓春

一个热衷于跑步的医生，
他的运动指导更有说服力，只有感同身受，才能治病救人，
继续奔跑吧！医生！

"美颜医生"——王丹茹

你的微笑让人感到温暖，你的知性让人感到亲切。
你用科学的方式打造了美丽的神话，
美颜女神，向你致敬！

图书在版编目（CIP）数据

健康演说家 / 上海市卫生和计划生育委员会，上海教育
电视台组编 . ——上海：上海科学技术出版社，2015.6
ISBN 978-7-5478-2658-4

Ⅰ. ①健…　Ⅱ. ①上…　②上…　Ⅲ. ①保健－普及读物
Ⅳ. ① R161-49

中国版本图书馆 CIP 数据核字（2015）第 102787 号

健康演说家

上海市卫生和计划生育委员会
上海教育电视台
组编

上海世纪出版股份有限公司
上海 科 学 技 术 出 版 社　出版
（上海钦州南路 71 号　邮政编码 200235）

上海世纪出版股份有限公司发行中心发行
200001　上海福建中路 193 号　www.ewen.co
上海中华商务联合印刷有限公司印刷
开本 787×1092　1/16　印张 9.25　字数 150 千
2015 年 6 月第 1 版　2015 年 6 月第 1 次印刷
ISBN 978-7-5478-2658-4/R · 919
定价：29.80 元